Dr. med. Robert M. Bachmann

Die F.X. Mayr-Kur

Der Autor:

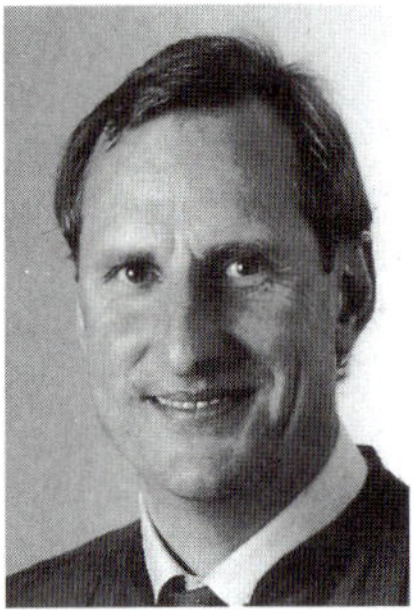

Dr. Robert M. Bachmann ist Facharzt für Allgemeinmedizin und Naturheilkunde sowie Badearzt und Lehrbeauftragter für Naturheilverfahren an der Universität Mainz. Er leitet die Allgäu-Clinicen für Naturheilverfahren in Bad Wörishofen und Hindelang. Seit vielen Jahren wendet er hier mit Erfolg die F. X. Mayr-Kur sowie viele andere Naturheilverfahren an. Dr. Bachmann ist Autor mehrerer vielgekaufter Ratgeber-Bücher.

Dr. med. Robert M. Bachmann

Die F.X. Mayr-Kur

So bleiben Sie gesund und schlank

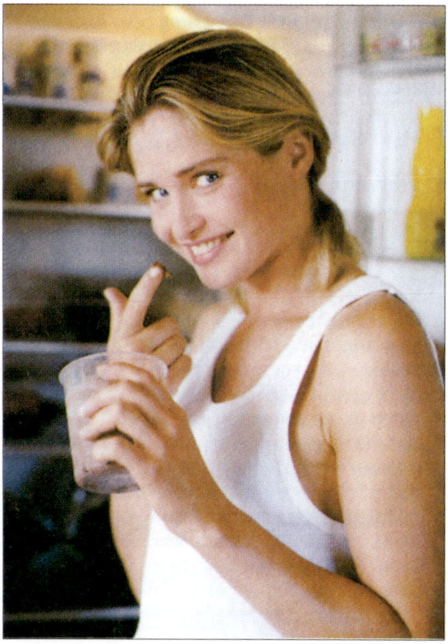

MOEWIG

Hinweis: Die Anleitungen in diesem Buch sind sorgfältig recherchiert und geprüft worden. Dennoch ist jegliche Haftung für Personen-, Sach- und Vermögensschäden ausgeschlossen, soweit gesetzlich zulässig. Insbesondere handelt es sich bei den Ratschlägen und Empfehlungen dieses Buchs um unverbindliche Auskünfte gemäß § 676 BGB.
Die Adressen im Anhang waren bei Drucklegung korrekt. Der Verlag übernimmt keine Gewähr für ihre Richtigkeit.

Textzeichnungen:
Friedrich Hartmann, Nagold

Bildnachweis:
Norbert Reismann: S. 10, 35, 57, 80, 102, 127, 130, 142, 143, 145, 146, 147; WZ-Media: S. 30, 36, 37, 50, 111; Bavaria: S. 12, 70, 124, 136; MEV: S. 9, 15, 20, 52, 91, 92, 96, 105, 113, 142, 148; Photo Alto: S. 3, 23, 25, 27, 54, 62, 68, 94, 116, 139; WDV: S. 131; Couples and Teens: S. 83, 89; Health and Medicine: S. 108

Genehmigte Lizenzausgabe

www.MOEWIG.de
Umschlagfoto: Getty Images, München
Printed in Germany
ISBN 3-8118-2932-7

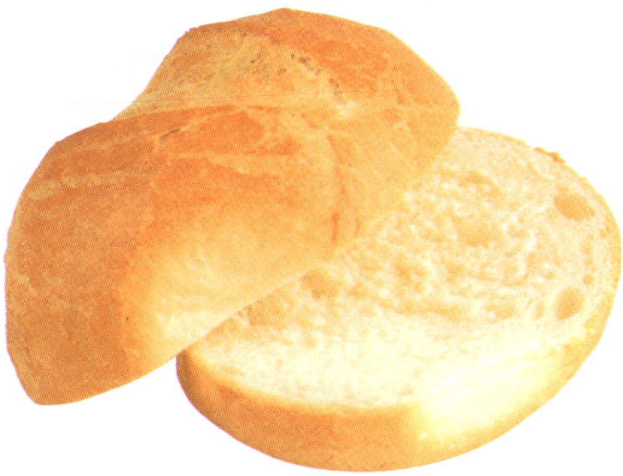

An wen richtet sich dieses Buch?

Dieses Buch ist allen gewidmet, die sich für eine rundum gesunde Ernährung interessieren. Dabei ist es nicht ein Ratgeber mehr, der eine bestimmte »Diät« anbietet, sondern es rückt einen anderen, für Gesundheit und Wohlbefinden mindestens ebenso wichtigen Aspekt in den Vordergrund: die Verdauung. Wenn hierfür alles getan ist, holt sich der Körper, was er braucht.

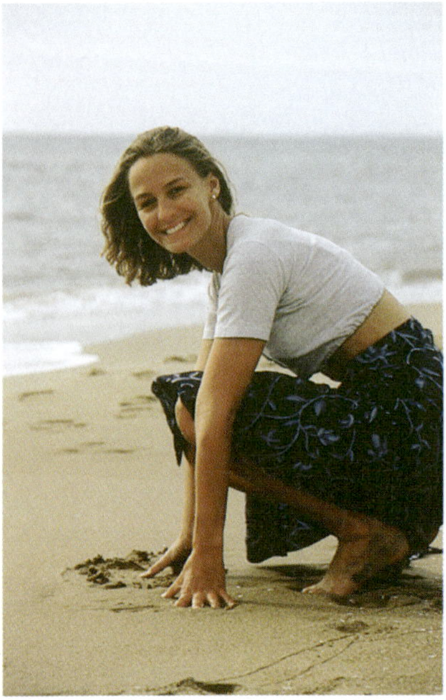

Dick oder dünn, alt oder jung: die Mayr-Ernährung ist für alle!

Die Ernährung nach Mayr versetzt Sie in die Lage, zu genießen und gleichzeitig Ihre Gesundheit zu stabilisieren. Positiver Nebeneffekt: Auch der Zeiger auf der Waage wird es Ihnen mit einer Bewegung nach links danken. Und: Zum Leben gehört das Festen wie das Fasten! Auch der Gesunde sollte einmal im Jahr entgiften und entschlacken durch Fasten. Hierzu gibt das Buch konkrete Anregung.

Auch für die nur noch »Scheingesunden«, alle diejenigen, die sich nicht mehr richtig pudelwohl fühlen, und für bereits Kranke wird der Einstieg in den Königsweg der Naturheilkunde, das heilende Fasten, skizziert. Denn wenn der Vater einer Krankheit auch unbekannt sein mag, so ist die Mutter immer die Ernährung. Das in diesem Buch vorgestellte, vom österreichischen Arzt und Forscher Dr. Franz Xaver Mayr entwickelte Ernährungskonzept hat sich in Hunderttausenden von Krankheitsfällen, aber auch zur Vorbeugung bestens bewährt. Ihr Kernpunkt besteht darin, die Ausscheidungs- und Entgiftungsfunktion des Darmes zu fördern und damit dieses wichtige Organ wieder voll funktionsfähig zu machen. Selbst eindeutig gesunde Nahrung ist nur durch einen gesunden Darm verwertbar. Die Schadstoffbelastung durch die Umwelt ist immer noch geringer als die »hausgemachte« Vergiftung in unserer Innenwelt! Auf diese Innenwelt Einfluss zu nehmen, liegt in Ihrer Hand. Hier erfahren Sie, was Sie tun können.

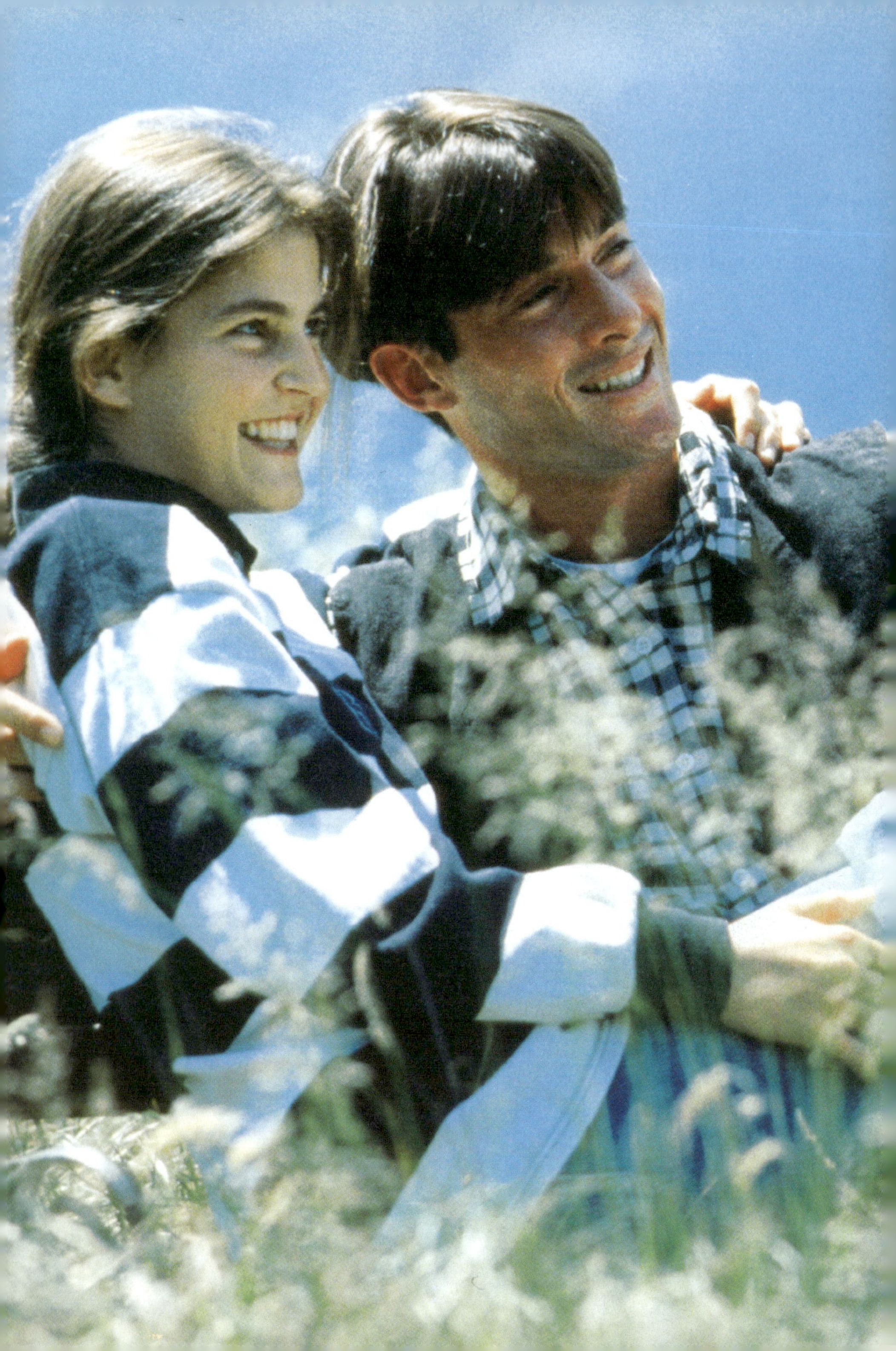

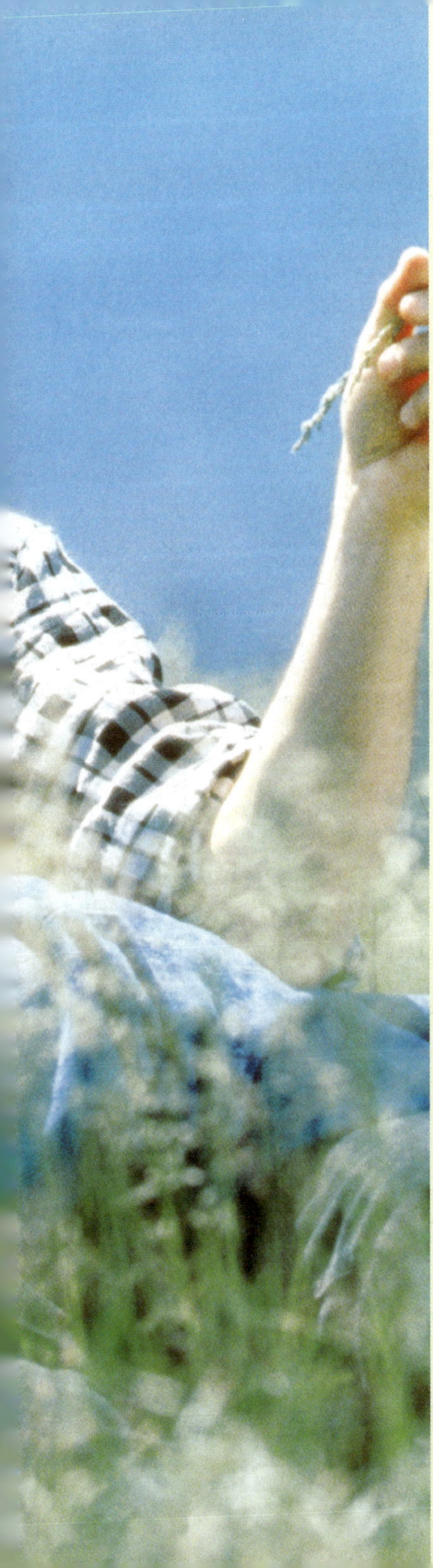

Das kann die Mayr-Kur

Darmreinigung und -sanierung sind die wichtigsten Komponenten der Mayr-Kur. Lesen Sie, warum die Mayr-Kur ohne »Diät« zu Wohlbefinden und gutem Aussehen führt.

Naturheilkunde bedeutete für den österreichischen Arzt Dr. Franz Xaver Mayr (1875–1965) vor allem, der Natur des Menschen wieder zu ihrem Recht zu verhelfen. Aus der Natur holte sich Mayr auch viele Erkenntnisse und Vergleiche, um seine Therapie zu erläutern. Beispielsweise verglich er den Menschen mit einem Baum. So wie der Baum über seine Wurzeln Nährstoffe aufnimmt, so ernährt sich der Mensch von dem, was über den Darm in den Blutstrom gelangt. Das ist auch schon Mayrs zentrales Thema: der Darm, die Ernährung, die Verdauung.

Mayr kam nicht zufällig zum Thema Darm. Während seines Studiums arbeitete er in einer Kurklinik. Er sollte dort den Leib der vielen Patienten massieren, die Hilfe wegen Verstopfung suchten. Zur Einarbeitung wollte Mayr sich über das Thema gesunder und kranker Darm belesen, stellte aber fest, dass es über den gesunden Darm keinerlei brauchbare Erkenntnisse gab. Daher begann er selbst, die Patienten sorgfältig zu beobachten und zu untersuchen. Auch die Massage entwickelte er systematisch weiter. Mit einer ausgefeilten Untersuchungstechnik gelang es ihm, bereits früheste Beeinträchtigungen der Gesundheit festzustellen, schon lange, bevor im Blut krankhafte Veränderungen der »Laborwerte« nachweisbar sind. Aus seinen Beobachtungen folgerte er, dass die meisten Menschen heutzutage nicht mehr gesund sind, selbst wenn sie sich noch gesund fühlen: Sie sind nur noch scheingesund. Als Ursache kristallisierte Mayr eine unzureichende Verdauungsfunktion heraus.

Warum die Verdauung so wichtig ist

Um zu leben, braucht jeder Organismus Energie. Bei Tier und Mensch wird sie aus Sauerstoff und Nährstoffen gewonnen (die Pflanze kann auch das Sonnenlicht verwerten). Der Sauerstoff gelangt über die Lungen, die Nährstoffe über den Darm in den Organismus. Das Schnitzel selbst eignet sich aber nicht als Brennmaterial, es muss erst in seine Bestandteile zerlegt werden. Diese Aufgabe fällt dem Verdauungstrakt zu. Nur dann, wenn er ordentlich funktioniert, kann aus dem Rohstoff »Schnitzel« Energie für die Zelle gewonnen werden.

Die Ernährungswissenschaften haben sich besonders in diesem Jahrhundert große Verdienste erworben, indem sie Nahrungs- und Genussmittel auf ihre Inhaltsstoffe untersucht haben. Aus der Zusammensetzung der Nahrungsmittel resultieren dann die unterschiedlichsten Diätempfehlungen; je nach Betrachtung fallen dann Gummibärchen z.B. unter die Kategorie »empfehlenswert« (weil eiweißhaltig und fettarm) oder »abzulehnen« (weil zucker- und teils auch farbstoffhaltig). Aber selbst noch so gesunde und nährstoffreiche Lebensmittel wie Milch oder Linsen- und Zwiebelsalat können unverträglich sein, wenn die Verdauung nicht klappt.

Ernährung und Verdauung: Zwei Paar Stiefel

Warum zeigt die Ernährungsaufklärung, die von überall her auf uns einstürmt, so wenig Wirkung? Weil das gesunde Essen nicht schmeckt? Nein, eher, weil die Menschen merken, dass es zum Teil ihrem Körper gar nicht so gut bekommt. Denn der wichtigste Punkt wird bei aller Begeisterung über die Erkenntnisse der Ernährungswissenschaft vergessen: Die Nahrungsmittel sind nur das Brennmaterial, aber zur reibungslosen Verbrennung gehört auch ein Ofen. Und wenn der nicht funktioniert, nützt das beste Heizmaterial nichts. Der Verbrennungsofen hat von Zeit zu Zeit seine Ausfälle, wenn er nicht regelmäßig gewartet wird. Das Wichtigste, das bei der Wartung vorgenommen wird, ist die Reinigung. Genau das lassen Sie auch Ihrem Darm zukommen – mit Hilfe einer Mayr-Kur oder -Ernährung.

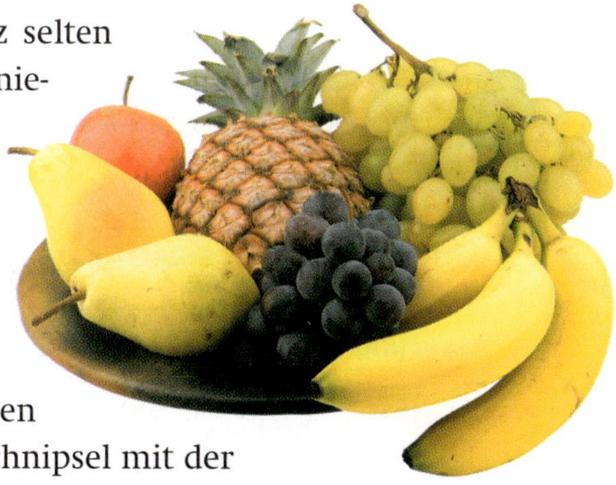

Mayr stellte fest, dass nur noch ganz selten ein Mitmensch einen perfekt funktionierenden Verdauungstrakt besitzt. Der Grund dafür liegt in unserer Lebensweise, weniger in dem, was wir essen. Daher ist eine Mayr-Kur keine von den 1000 Diätformen, bei denen bestimmte Nahrungsmittel »erlaubt« und andere »verboten« sind; es werden keine Kalorien gezählt, keine Wurstschnipsel mit der

Briefwaage ausgewogen und keine komplizierten Einkaufslisten abgearbeitet (haben Sie schon einmal versucht, sich Carob-Pulver, Amaranth und Quinoa zu besorgen?). Während der Mayr-Kur soll vielmehr erlernt werden, wie wir uns angemessen verhalten, wie wir unsere Verdauung fördern, um das beste Resultat aus unserem Heizmaterial zu erhalten.

Die drei »S«: Schonung, Säuberung, Schulung

Mayrs Prinzipien werden zusammengefasst mit den drei »S«:

- Schonung (der Verdauungsorgane)
- Säuberung (des Darms)
- Schulung (der Verdauungsvorgänge)

Jede Kur, die diesen drei Prinzipien folgt, ist eine Mayr-Kur. Milch und Brötchen sind daher nicht unbedingt der charakteristische Bestandteil! Das Wesentliche liegt hier ganz entschieden auch nicht in einer definierten Nahrungsmittelwahl (Diät). Damit kann die Mayr-Kur viel individueller sein als jede andere Ernährungsform. Das ist wichtig, denn was verträglich ist und was nicht, ist von Individuum zu Individuum, ja sogar von Tages- und Jahreszeit oder vom Alter abhängig völlig unterschiedlich.

Die Milch, der Säugling und der Erwachsene

Zu den Nahrungsmitteln, die Kinder gut, Erwachsene aber oft schlechter vertragen, gehört beispielsweise die Milch. Das hängt damit zusammen, dass ein für das Aufschließen der Milch zuständiges Enzym, die Lactase, beim Erwachsenen immer spärlicher gebildet wird. Hier spielt allerdings auch eine Rolle, wie die Milch aufgenommen wird: der Säugling heißt Säugling und nicht Trinkling, weil er sich die Milch in ganz kleinen Portionen erarbeitet. Sie erhält während des Saugvorgangs intensiven Kontakt mit den Verdauungsenzymen im Speichel und kann – auf solche Art vorbereitet – im Darm daher bestens aufgeschlossen werden. Vielen Erwachsenen, die glauben, keine Milch zu vertragen, bekommt sie dennoch, wenn sie die Milch kauen und auf diese Art gründlich mit den im Speichel enthaltenen Fermenten in Kontakt bringen. Auf diese Art genossen vertragen in der Mayr-Kur selbst Milch-Intolerante erfahrungsgemäß bis 500 ml Milch gut.

Wegen der individuellen Nahrungsverträglichkeit und der persönlichen Vorliebe ist jede Diät zum Scheitern verurteilt, die sich auf eine bestimmte Nahrungsmittelauswahl stützt. Für den einen ist eine rohkostbetonte Nahrung über einen bestimmten Zeitraum hinweg ideal, bei dem anderen werden Erfolge mit einem kohlenhydratarmen Speisezettel erreicht, der Dritte wieder benötigt z.B. viel Eiweiß. Wie Mayr es plastisch formulierte:

Was für den Schmied gut ist, zerreißt den Schneider!

Die Mayr-Kur versetzt den Menschen in die Lage, seine individuellen Bedürfnisse kennen zu lernen und darauf Rücksicht zu nehmen. Um den Interessierten jedoch nicht mit völliger Wahllosigkeit zu konfrontieren, steht am Beginn meistens die Milch-Semmel-Kur, vor allem bei der Durchführung zu Hause. Sie kann optimal in das Konzept Schonung – Säuberung – Schulung einführen.

Schonung

Wenn Mayr beobachtete, dass bei fast allen seiner Patienten der Verdauungstrakt nicht ordnungsgemäß arbeitete, dann lag das in allen Fällen an einer Überlastung. Diese Überlastung ist Folge der weit verbreiteten Ernährungsgewohnheiten, die Mayr als Kardinalfehler bezeichnete. Die meisten essen

- zu schnell (hastig hinuntergeschlungene Mahlzeiten, schlecht gekaut)
- zu viel (Essen über das Sättigungsgefühl hinaus)
- zu oft (hier ein Häppchen, da ein Häppchen; Zwischenmahlzeiten)
- zu schwer (zu fett- und eiweißhaltig, schwer verdauliche Rohkost, frisches Brot usw.)
- zu spät (reichliches Abendessen, Mahlzeiten kurz vor dem Zubettgehen)
- zu müde (dann sind auch die Verdauungsorgane müde)
- angespannt, mit kalten Händen und Füßen (Überwiegen des Stressnervs)

Tritt infolge dieser Überlastung eine »Darmträgheit« auf, empfiehlt es sich nicht, den trägen Darm wie einen alten, müden Gaul anzupeitschen, damit er wieder etwas leistet, sondern, und das ist Mayrs wichtigste Beobachtung, man sollte ihn schonen, ihm Ruhe gönnen und ihn entlasten. Die Schonung für den Verdauungstrakt besteht darin, dass man ganz oder teilweise auf Zufuhr fester Nahrung verzichtet, zumindest aber auf die schwer verdaulichen Speisen. Hierbei sind alle Abstufungen möglich, von einer leichteren als der üblichen Kost bis hin zu völligem Fasten. Wichtiges Prinzip ist immer der Grundsatz, feste Nahrung (durch Kauen) zu verflüssigen und Flüssiges zu kauen (um es in intensiven Kontakt mit den Verdauungsenzymen zu bringen). Die Entlastung ist umso nachhaltiger, je weniger Aufgaben der Verdauungstrakt erledigen muss. Wie weit Sie dabei in Ihrem besonderen Fall gehen können, erfahren Sie in diesem Buch.

Säuberung

Ein »verschlackter« Magen-Darm-Kanal kann seiner Aufgabe, Nährstoffe ins Blut aufzunehmen, wenig gerecht werden. Viele ausscheidungspflichtige Stoffe bleiben zu lange im Darm liegen, haben direkten Kontakt mit der empfindlichen Darmschleimhaut, können ins Blut geraten und so im gesamten Organismus Schaden anrichten, ihn sogar vergiften. Schädliche Mikroorganismen, beispielsweise Pilze, können sich in alten Speiseresten tummeln und ein Übriges zu diesem Vergiftungsprozess beitragen (s. auch S. 32).

Eine gründliche Darmreinigung ist daher aus einer Mayr-Kur nicht wegzudenken, zumal die Kurenden sie als sehr angenehm empfinden; die Wirkung zeigt sich schnell. Zur Verfügung stehen hier bestimmte Salzlösungen (salinische Lösungen) und Einläufe. Wir werden noch näher darauf zu sprechen kommen.

»Schlacken« und »Gifte«

Die Säuberung bezog Mayr aber nicht nur auf den Magen-Darm-Trakt, sondern durch eine Mayr-Kur wird die Entgiftung des ganzen Organismus, aller Zellen und Gewebe angeregt. Aber: ist der Organismus denn vergiftet? Wie erkennt man, was nicht stimmt, und warum profitieren wirklich alle Menschen von einer Entschlackung nach Mayr?

Mayr postulierte, dass bei ungünstigen Umständen die Verbrennung unvollständig abläuft und falsche, schädliche Stoffwechsel-Endprodukte, sog. »Schlacken« oder »Gifte«, anfallen. Die Endprodukte des ideal ablaufenden Stoffwechsels bestehen überwiegend aus Wasser und aus Kohlensäure. Daneben entstehen z. B. Harnstoff, Harnsäure, aber auch Eiweiß- und Hormon-Abbauprodukte, die teils mit dem Harn, teils mit dem Stuhlgang nach außen abgegeben werden. Weitere Ausscheidungswege sind die Haut und die Körpersekrete. Wenn der Körper einen Stoff nur schwer los wird, versucht er ihn einzukapseln und irgendwo zu deponieren, wo er möglichst wenig stört.

Die am besten erkennbaren »Verschlackungsfolgen« sind die sog. Myogelosen (myo = Muskel; Gelose = Verhärtung). Masseure finden bei fast jedem Menschen umschriebene Gewebebezirke, die durch unzureichende Entsorgung von Säuren verhärtet sind. Dass diese Verhärtungen nicht allein durch Verspannungen zu erklären sind, ergibt sich aus der Tatsache, dass weichteilrheumatische Beschwerden während des Fastens wie Schnee in der Sonne schmelzen.

Für die Schlacken stehen aber keine speziellen Deponieorte zur Verfügung. Sie werden daher im Zwischenzellgewebe eingelagert, das sich allmählich verdickt. Die Versorgung mit Sauerstoff und Nährstoffen verschlechtert sich dadurch zusehends. Wegen der gedrosselten Durchblutung läuft der Stoffwechsel in den abgelegeneren Gebieten unvollständig ab. Die Folge davon ist Säurebildung, die wiederum die Schmerzen hervorruft. Auch diese Säuren sind als Stoffwechselgift zu betrachten.

Mit üblichen medizinischen Diagnosetechniken sind die nicht ausscheidbaren Endprodukte bei als gesund geltenden Menschen, also im Frühstadium, nicht zu erkennen. Die Mayr-Untersuchungstechnik erlaubt aber, Veränderungen aufgrund der Giftwirkung aufzudecken. Auf Seite 64 ff. erfahren Sie, wie Sie bei sich selbst Anzeichen einer solchen Verschlackung oder Vergiftung feststellen können.

Eine zentrale Wirkung des Fastens, die diese Methode grundlegend von reinen »Abmagerungskuren« unterscheidet, ist die Entschlackung, die Befreiung des Körpers von derartigen Deponien.

Gesundes ist nicht immer gesund

Wir müssen uns lösen von der Vorstellung, dass ein bestimmtes Lebensmittel aus verschiedenen Bausteinen aufgebaut ist, die strikt in schädliche und nützliche Stoffe einzuteilen wären. Ein »gesunder« Stoff, der dem Körper zur falschen Zeit und (oder) in der falschen Dosis angeboten wird, kann unter Umständen mehr schaden als nutzen. Das gilt sogar für den absolut lebensnotwendigen Sauerstoff: ein Überangebot verursacht Störungen im Organismus durch sogenannten oxidativen Stress.

Ein weiteres Beispiel ist Eiweiß, das lebensnotwendig ist, da es dem Körper Bausteine liefert. Auf ein derartiges Übermaß, wie es heute oft genossen wird, ist der Körper jedoch nicht ausgerichtet. Kann das Eiweiß durch die Verdauungsfermente nicht angemessen aufgeschlossen werden, führt das im Darm zu Fäulnis. Die entstehenden Gifte werden teilweise, besonders bei überlastetem Darm, in den Blutstrom aufgenommen und können sich damit im gesamten Organismus schädlich auswirken.

Ein weiteres Zeichen für eine Überforderung der Verdauungsleistung ist die Gärung. Der Gärung fallen pflanzliche Faserstoffe anheim. Dabei entstehen Alkohole. Im Falle einer unkontrollierten Gärung im Darm ist es aber nicht etwa Obstgeist, der entsteht, sondern es sind hochgiftige Fuselalkohole wie Methanol und Propanolol. Auch sie gelangen in den Blutstrom, gefährden das Wohlbefinden und beeinträchtigen die Gesundheit. Diese Fäulnis- und Gärungsprozesse laufen nicht in jedem Fall ab, sondern nur dann, wenn der Organismus durch ein Überangebot überfordert wird. Deshalb kann man nicht raten: »Essen Sie soundso viel Gramm Eiweiß pro Tag; nehmen Sie soundso viele Salatköpfe zu sich«, sondern Sie müssen lernen, wann Sie welche Mengen vertragen. Der Körper gibt Ihnen die Signale. Eine Menge, die Ihnen an einem Tag Wohlbefinden verschafft, kann an einem anderen Tag, an dem Sie müde und abgespannt sind, absolut zu viel sein. Selbst allgemein als gesund geltende Nahrung kann al-

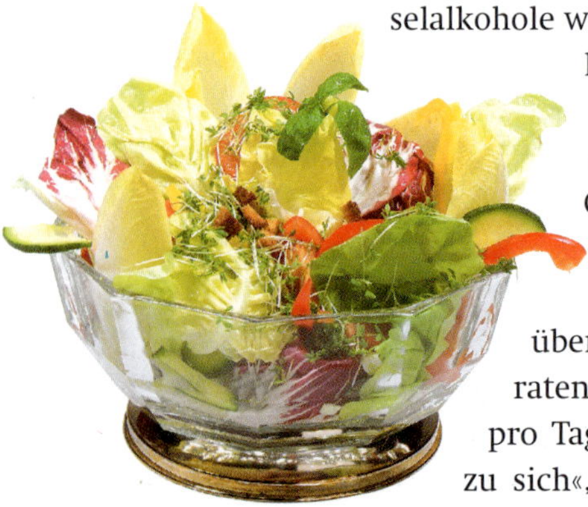

so zur Verschlackung und »Vergiftung« führen; die Folgen dieser Vorgänge werden später noch eingehender beleuchtet.

Schulung

Nach Entgiftung, Säuberung und Schonung muss es weitergehen. Ständige Schonung führt nur dazu, dass Fähigkeiten völlig verloren gehen und Aktivitäten des Körpers ganz eingestellt werden. Wenn jemand tagelang im Bett liegt, funktioniert der Kreislauf hinterher beispielsweise deutlich schlechter als vorher. Wer schon einmal einen Gipsverband hatte, weiß, dass der Gips mit der Zeit immer lockerer wird: Die Muskulatur unter dem Verband bildet sich zurück, wird schmaler, weil keine Anforderungen an sie gestellt werden.

Was daher spätestens im Anschluss an die Entgiftung, besser aber gleich zu Beginn der Kur einsetzt, ist die Schulung: Der Körper soll lernen, mit den Anforderungen, die nun einmal täglich an ihn gestellt werden, besser fertig zu werden als bisher.

Die Schulung besteht aus den Bausteinen:

- Esskultur
- Schulung des »Essinstinktes«
- Schulung der Darmmuskulatur

Esskultur

Mit »Esskultur« umschrieb Mayr folgende Regeln:

- **Kauen Sie gründlich.** Das Kauen zerkleinert die Nahrung, vergrößert dabei aber ihre Oberfläche, sodass Verdauungsenzyme, die schon im Mund zum Nahrungbrei zugefügt werden, eine bessere Angriffsfläche haben. Sicher kennen Sie das Sprichwort »Gut gekaut ist halb verdaut«. Sie müssen kein verbiesterter Gesundheitsapostel sein, um weitere Vorteile zu erkennen: erst nach einer gewissen Zeit des Kauens schmecken Sie die Nahrung richtig! Kosten Sie also jeden Bissen aus und kauen sie 30–50-mal.

Checkliste

Verwunderlich wäre es schon, wenn Sie überhaupt keine der folgenden weit verbreiteten schlechten Gewohnheiten an den Tag legen:

- Lesen oder »ratschen« Sie während des Essens?
- Schlingen Sie Ihr Essen möglichst in Rekordzeit hinunter?
- Futtern Sie abends, weil Sie den ganzen Tag nicht dazu gekommen sind?
- Machen Sie es sich gerne mit einer Chipstüte oder anderen Knabbereien vor dem Fernseher bequem?
- Trinken Sie zu den Mahlzeiten?
- Bestehen Ihre Getränke überwiegend aus Kaffee, Schwarztee, Bier und Limonaden?
- Essen Sie öfter zwischendurch mal einen Happen?
- Setzen Sie sich müde zu Tisch?

Wenn Sie auch nur bei einer dieser Fragen mit »ja« geantwortet haben, können Sie gesundheitlich viel gewinnen, wenn Sie sich mit der Esskultur nach Mayr befassen. Sie ist ganz darauf ausgerichtet, den Bedürfnissen und Fähigkeiten des Körpers entgegenzukommen. Obwohl durch die geeignete Esstechnik nur in den ersten 7 cm des insgesamt etwa 7 Meter langen Verdauungsrohres die Verdauung beeinflusst werden kann, entscheidet die »Vorbereitung« in der Mundhöhle über die Zuträglichkeit des Nahrungsbreies.

Die Geschmacksnerven wurden uns aus gutem Grund in die Zunge, nicht in den Magen gegeben. Nur so gelingt es der Natur, uns zum langen Kauen zu bewegen, denn wir werden durch das Geschmackserlebnis belohnt. Allerdings versucht die heutige Schnellküche, durch Überwürzen der Speisen zu einem schnellen Geschmackseindruck zu kommen: vor allem übersalzene Speisen schmecken nur am Anfang intensiv. Durch Verdünnen, »Verwässern« wird der Geschmack rapide schal, wenn wir an überstarke Geschmacksreize gewöhnt sind. Deswegen müssen wir zunächst erst wieder lernen, Aromen in sinnvollen Dosierungen zu kosten. Auch hier bietet eine Fastenphase die beste Gelegenheit. Deshalb verdirbt aber auch (Muskel)fleisch die Essgewohnheiten, weil es relativ wenig Eigengeschmack besitzt und stark gewürzt werden muss. Der Geschmackseindruck der konzentrierten Würze huscht schnell vorbei. Nach den durch das Fasten neu erfahrenen Genüssen wird es uns wesentlich leichter fallen, Fleisch nur noch als Beilage und nicht mehr als Hauptgericht zu verzehren.

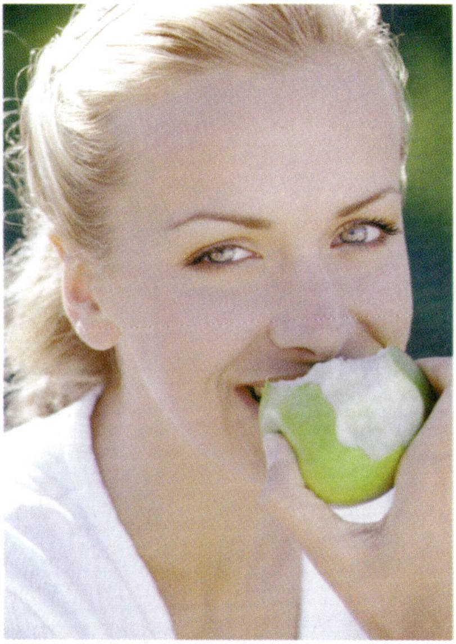

Ein toller Nebeneffekt: Kauen steigert auch die Gehirndurchblutung!

- **Trinken Sie nie während der Mahlzeit,** sondern vorher oder frühestens 1 Stunde danach. Die Verdauungsenzyme werden sonst verdünnt und können nicht ausreichend wirken.

- **Lassen Sie Ihren Verdauungsorganen Zeit** zwischen den einzelnen Mahlzeiten. Jedes Organ hat seine Tageshöchstform zu ganz bestimmten Zeitpunkten. Für Magen und Dünndarm liegt sie in den Vormittagsstunden.

Nehmen Sie ein reichhaltiges Frühstück (Magen und Darm sind bestens darauf vorbereitet), und essen Sie etwa 4–5 Stunden später zu Mittag. Die beste Zeit für das Abendessen liegt um 17.30 Uhr. Die Abendmahlzeit sollte leicht verdaulich sein, denn nun haben Magen und Dünndarm bereits ziemlich »abgeschaltet«, um anderen Organen bei der Blutversorgung den Vortritt zu lassen (mit Mayr gesprochen: Der Darm geht mit den Hühnern schlafen und wacht mit den Hühnern wieder auf). Abends verzichten Sie besser auf frisches Brot, auf eiweiß- und fettreiche Speisen.

Bei zahlreichen Berufstätigen, besonders bei Pendlern, wird es kaum möglich sein, die Abendmahlzeit spätestens um 17.30 Uhr einzunehmen. Wenn das bei Ihnen ebenfalls zutrifft, müssen Sie sich selbstverständlich nach Ihren Gegebenheiten richten. Versuchen Sie aber, sich wenigstens das Wochenende entsprechend den Mayr-Regeln einzurichten, und verzichten Sie an 1–2 Tagen pro Woche ganz auf eine feste Abendmahlzeit. Genießen Sie stattdessen z. B. eine Basenbrühe (Rezept s. S. 142), reichlich Kräutertees und allenfalls eine Kursemmel.

- **Setzen Sie sich niemals müde zu Tisch.** Wenn Sie müde sind, ist auch Ihr Verdauungssystem müde.

- **Ruhen Sie sich vor Mahlzeiten aus,** auch wenn es nur kurz ist, um die inneren Organe auf ihre Arbeit einzustimmen. Diese Ruhe vor der Mahlzeit ist entgegen landläufiger Meinung wichtiger als eine Ruhepause im Anschluss an das Essen.

Der Vorbereitung, Einstimmung auf die Mahlzeit dient auch die Suppe als erster Gang: Sie wärmt, entspannt und regt die Verdauungsdrüsen an. Eine Entkoppelung vom Stressnerv, dem Sympathikus, bewirkt auch ein Aperitif. Solange man im vernünftigen Maß bleibt, ist das Einleiten z. B. einer Abendmahlzeit durch einen Aperitif besser als das gestresste Hinunterschlingen einer üppigen Mahlzeit, zumal im Aperitif meistens Pflanzenheilwirkungen ausgenutzt werden (verdauungsfördernde Bitterstoffdrogen wie Wermut oder gallenflussfördernde Wirkungen wie Artischocke im bekannten französischen Aperitif Cynar). Während der Fastenkur erreichen Sie die erwünschten Effekte mit Hilfe einer kurzen Ruhepause auf Bett oder Couch und einer Wärmflasche auf dem Leib. Nach dem Fasten stimmen Sie durch gründlich gekaute Rohkost den Organismus auf die folgende Mahlzeit ein.

Im krassen Gegensatz zum Gebot des Ausruhens vor dem Essen steht der Trend zum Fast-Food. Dem so genannten Fast-Food, zu dem Pommes mit Ketchup oder Hamburger gehören, kann man noch nicht einmal den Vorwurf machen, es sei nach Ernährungsgesichtspunkten wertlos. Das größere Übel liegt darin, dass es zum Hinunterschlingen geradezu herausfordert, schon allein durch die Umgebungsbedingungen und durch die kaum zum Kauen auffordernde Konsistenz. Können Sie sich vorstellen, dass Sie einen platten Fleischklops feierlich zelebrieren, nachdem Sie erst in der Schlange vor dem Autoschalter gewartet haben und dann mit einer langsam durchweichenden Tüte auf dem Beifahrersitz versucht haben, auf einem trostlosen Parkplatz eine Lücke zu ergattern? Wenn zu der damit verbundenen Anspannung dann noch ein aufputschendes Colagetränk hinzukommt, können Sie nicht mehr hoffen, dass der zur Verdauung notwendige Ruhenerv (Parasympathikus) zur Arbeit aufgelegt ist.

- **Essen Sie Obst und Rohkost nicht nach 15 Uhr,** da sonst Gärungsvorgänge eintreten, die auf lange Sicht Ihre Gesundheit schwächen. Nachweislich entstehen bei der Gärung hochgiftige Fuselalkohole wie Methanol und Propanolol (s. S. 53 f.).

- **Sorgen Sie für ein gesundes Gebiss.** In Ableitung der ersten Mayr-Regel, die gründliches Kauen empfiehlt, gehört zur Realisierung einer geeigneten Esskultur auch die Sorge für ein kaufähiges Gebiss.

Sowohl kranke Zähne als auch krankes Zahnfleisch verhindern gründliches Kauen. Ein Teufelskreis stellt sich schnell ein: Wenn nicht mehr gründlich gekaut wird, erschlafft das Zahnfleisch, Entzündungen können sich anbahnen, die weiter vom Kauen abhalten usw. Eine geeignete Ernährung kommt aber umgekehrt immer auch Zahnfleisch und Zähnen zugute. Wenn Sie sich anschließend an die Fastenkur nach Mayr-Regeln und mit basenbetonter Kost ernähren, wird sich deutlich weniger Zahnstein bilden, und das Zahnfleisch wird viel fester werden.

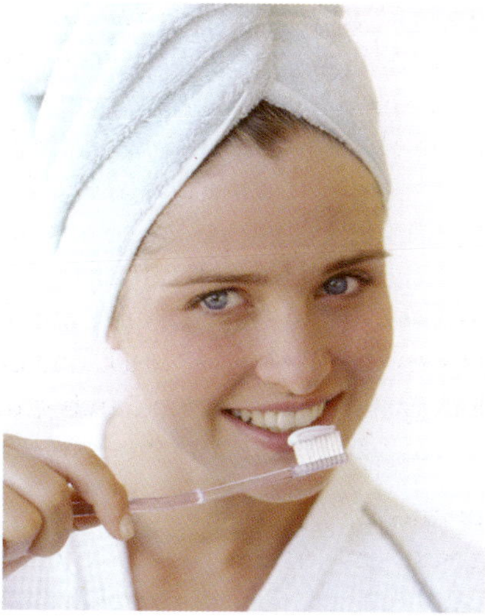

Gesunde oder sanierte Zähne sind für die Vitalität so wichtig wie für die Schönheit.

Sinnvoll ist eine Zahnsanierung im Zusammenhang mit einer Mayr-Kur. Wenn bei Ihnen Beschwerden im Zusammenhang mit Amalgamfüllungen diskutiert wurden und Sie sich mit Ihrem Zahnarzt für einen Wechsel der Füllungen entschieden haben, wäre es wünschenswert, auch die bereits aus den Amalgamfüllungen in den Körper gelangten Quecksilberverbindungen mit einer Mayr-Kur auszuleiten. Von einer Kur ohne ärztliche Begleitung muss in diesem Falle allerdings streng abgeraten werden.

Essinstinkt

Beobachten Sie schlanke Kinder: Sie verschwenden nicht den geringsten Gedanken an Kalorien, hauen mal rein wie die Scheunendrescher und verschwinden ein andermal schon nach Verspeisen eines halben Wienerles wieder zum Spielplatz. Einmal begeistern sie ihre Mama damit, dass sie drei Schlag Kartoffelsuppe nachhaben wollen, ein anderes Mal kann man sie damit ums Karree jagen, ohne dass sie einen Bissen an sich lassen. Schlanke Kinder, aber auch immer noch etliche normgewichtige Erwachsene vertrauen einfach auf ihren Appetit und kommen damit bestens zurecht.

In der Schwangerschaft erleben viele Frauen, dass sie plötzlich Vorlieben und Abneigungen gegen ganz bestimmte Dinge bekommen, und oft muss man bestätigen, dass diese »Gelüste« biologisch höchst sinnvoll sind, dass der Essinstinkt also in dieser Situation oft recht verlässlich ist. Durch unsere Lebensweise haben wir aber allzu oft den Sinn für das Maß und die Qualität unserer Nahrung verloren: der Essinstinkt ist uns abhanden gekommen, oder wir haben ihn durch zahllose unsinnige Crash-Kuren ruiniert. Bei vielen dieser Kuren wird ausgenutzt, dass es uns durch eine »unsinnige« Nahrungszusammensetzung regelrecht schlecht wird und dass man deshalb abnimmt – es liegt auf der Hand, dass der Erfolg nicht nachhaltig sein kann.

Nach einer Fastenzeit sind Sie viel sensibler für Genüsse und das, was Ihnen gut bekommt. Jetzt ist die beste Zeit, wieder Vertrauen in den Instinkt zu gewinnen und falsche Gewohnheiten abzuwerfen. Hören Sie auf Ihren Körper und überspielen Sie seine Signale nicht mehr!

Bauchbehandlung

Zur Schulung der Darmmuskulatur wird diese auf eine angenehme Art von außen angeregt. Der Arzt nimmt dazu eine so genannte »manuelle Bauchbehandlung« vor. Selbst, wenn Sie während Ihrer Kur zu Hause nicht von einem Mayr-Arzt unterstützt werden, können Sie Ihren Leib behandeln. Wie Sie das machen, lesen Sie im Kapitel »Die Bauchbehandlung« (S. 110 f.).

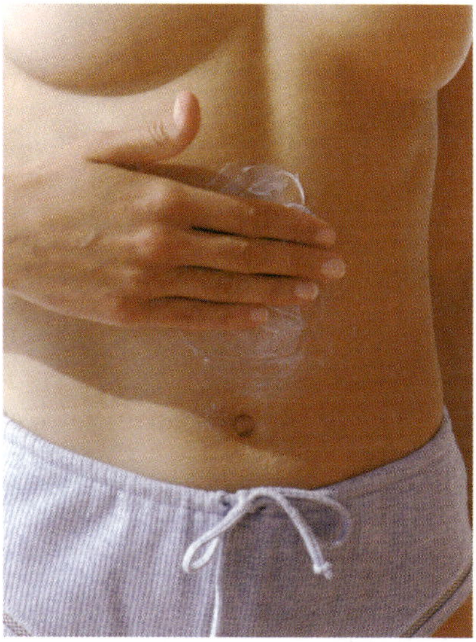

Nicht dasselbe wie die Mayr-Bauchbehandlung, aber auch wohltuend: die Selbstbehandlung.

Durch die Bauchbehandlung wird auf die Darmwände ein sanfter Reiz ausgeübt. Der Dickdarm wird nicht direkt behandelt, denn der ist oft gereizt und reagiert unwillig (mit Krämpfen) auf eine mechanische Behandlung. Er wird vorsichtig gelockert, sanft entkrampft und entspannt. Der Dünndarm wird ebenfalls behutsam, immer streng im Atemrhythmus, massiert. Das hat mehrfache Wirkungen: Die Darmwände straffen sich reflexartig, sie werden »tonisiert«. Dadurch können auch Blut und Lymphe besser zirkulieren, sodass die Versorgung insgesamt gebessert wird.

Mit der Durchblutung des Bauchraumes hängt eng auch die Durchblutung der Leber zusammen. Je besser sie durchblutet ist, desto besser kann sie ihren Entgiftungsaufgaben nachgehen und desto besser funktioniert auch der Abtransport des Blutes und der Gallenflüssigkeit aus der Leber. Da die Leber von einer straffen Kapsel umspannt wird, beeinträchtigt eine Leberstauung schnell die Zellfunktionen, denn unter erhöhtem Druck arbeiten Zellen schlechter. Wird nun durch einen verbesserten Abtransport die Leberkapsel entlastet, profitiert die Leberfunktion unmittelbar. Für den Behandelten wird dieser Effekt dadurch spürbar, dass die Lebergegend nach der Behandlung wesentlich unempfindlicher gegenüber Beklopfen geworden ist.

Schließlich wird der gesamte Bauchraum messbar kleiner, und das hat wiederum positive Auswirkungen auf die Atmung. Haben Sie schon einmal nach einem reichhaltigen Mahl beobachtet, dass Sie kaum noch schnaufen können, weil der Darm nach oben in Richtung Brustkorb drängt? Die Bauchbehandlung dreht diesen Effekt um: Der Darm lässt der Lunge danach viel mehr Platz, sowohl Ein- als auch Ausatmung werden tiefer. Ein gut gestraffter Darm bietet dadurch, dass er das Zwerchfell regelrecht nach unten zieht, einen aktiven Beitrag zur Atmung, denn durch das Tiefertreten des Zwerchfells wird mehr Luft und damit auch Sauerstoff eingeatmet. Die Haut im Gesicht wird straff und rosig durch die unmittelbar verbesserte Durchblutung und vertiefte Atmung.

Ernährung = Nahrung mal Verdauung

Die Verdauungsorgane wollen pfleglich behandelt werden. Lesen Sie auf den folgenden Seiten Wissenswertes über ihre Funktion und wie Sie den Stoffwechsel unterstützen können.

Die Nahrungsmittel, die Sie essen, können noch so hochwertig sein, aber das nutzt alles nichts, wenn Ihr Verdauungssystem davon überfordert ist. Mayr formulierte es so:

Ernährung = Nahrung mal Verdauungskraft

Die Verdauung ist ein sehr komplexer Vorgang, der viel zu vielschichtig ist, als dass der Körper die Aufgaben den einzelnen Abschnitten des Verdauungskanals allein überlassen könnte. Für ein reibungsloses Zusammenspiel sind übergeordnete Zentralen notwendig, die die zahllosen Vorgänge sinnvoll steuern. Geregelt werden muss der Weitertransport des Nahrungsbreies, die Ausschüttung der geeigneten Enzyme, die Produktion von Schutzfaktoren, da zwar die Nahrung, aber nicht die körpereigene Schleimhaut verdaut werden soll, die Durchblutung der Schleimhäute und Verdauungsdrüsen, damit sowohl Stoffe (z. B. Enzyme) hergestellt und abgegeben als auch die gewonnenen Nährstoffe aufgenommen werden können usw. Dieses fein abgestimmte Teamwork beginnt nicht erst, wenn das Essen bereits im Inneren des Körpers verschwunden ist, sondern schon, wenn wir es nur sehen oder riechen: Bereits auf die Signale der Sinnesorgane hin beginnt der Körper, die geeigneten Hormone und Enzyme auszuschütten; das Wasser läuft im Munde zusammen. Je mehr Verdauungssäfte zur Verfügung gestellt werden, desto mehr Nahrung will der Körper dann auch zugeführt bekommen, um »zufrieden« zu sein.

Ein Mayr-Prinzip ist daher die Eintönigkeit der Nahrung: Wenn Sie »langweilige« Dinge essen, werden Sie weniger leicht durch die Ausschüttung der Verdauungssäfte ausgetrickst.

Das vegetative Nervensystem

Zur Regulation der Hormonausschüttung und der Muskeltätigkeit im gesamten Verdauungstrakt muss das so genannte vegetative Nervensystem herangezogen werden, das alle unwillkürlich ablaufenden Vorgänge der inneren Organe (z. B. Atembewegungen, Herzschlag) steuert. Es besteht aus zwei Gegenspielern: dem Sympathikus und dem Parasympathikus. Der Parasympathikus ist auf Ruhe und Energiegewinnung bedacht, der Sympathikus (Stressnerv) auf Aktion, Handlung, Reaktion. Der Verdauung ist er hinderlich. Wenn einer der Gegenspieler Oberhand hat, wird der andere gedämpft. Für die Verdauungsleistung muss der Parasympathikus Vorrang haben. Deshalb also keine Hektik beim Essen, keine Hast, deshalb auch die Ruhephase vor der Mahlzeit, damit der Parasympathikus zum Zuge kommen kann.

Aufgaben der einzelnen Verdauungsabschnitte

Mundhöhle

Hier wird die Nahrung geschmacklich begutachtet und zerkleinert. Kräftiges Kauen, das nur mit gesunden Zähnen und festem Zahnfleisch möglich ist, regt den Speichelfluss an, sodass der Bissen bereits mit stärkeabbauenden Enzymen in Kontakt kommt und Zähne und Zahnfleisch gereinigt werden. Neben den großen Speicheldrüsen befinden sich auch auf der Zunge zahlreiche Drüsen, die während des Fastens Überflüssiges ausscheiden, bemerkbar an einem dicken gelblichen, grünlichen oder schwärzlichen Belag. Ähnlich scheiden auch die Drüsen im Darm Überflüssiges aus.

Ist die Zunge geschwollen, erkennbar an den Einkerbungen, die die Zähne hinterlassen, kann darauf geschlossen werden, dass auch die unteren

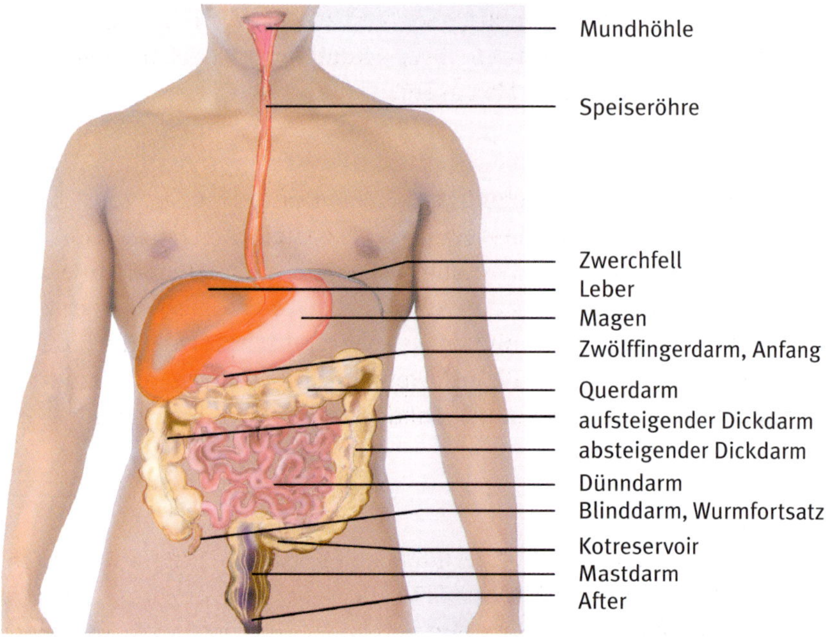

Die Abschnitte des Verdauungstraktes. Die gesamte Länge beträgt etwa 7 Meter.

Darmabschnitte geschwollen sind. Eine trockene Zunge ist ein Zeichen für einen generellen Flüssigkeitsmangel (außer bei ständiger Mundatmung).

Betrachten Sie während des Fastens immer wieder einmal Ihre Zunge, um zu wissen, was im übrigen Magen-Darm-Trakt vor sich geht! Der Belag verschwindet bald wieder, wenn Sie zu essen beginnen, denn dann wird der Entgiftungsvorgang gedrosselt. Ist die Zunge trocken, müssen Sie unbedingt mehr trinken.

Magen

In diesem Organ wird der Nahrungsbrei durch Säure zerlegt, aber außer Alkohol wird noch nichts ins Blut aufgenommen. Der Nahrungsbrei wird hier kräftig durchgeknetet. Ist der Druck im Magen oder Bauchraum zu hoch, kann Mageninhalt in die Speiseröhre zurückgelangen (Sodbrennen). Eine Mayr-Kur wirkt hier ideal. Das Sättigungsgefühl hängt übrigens nicht von der Magenfüllung, sondern viel eher von der Zeit ab, die die Mahlzeit beansprucht (nach 15–20 Minuten tritt die Sättigung unabhängig von der gegessenen Menge ein).

Dünndarm

Er besteht aus den drei Abschnitten Zwölffinger-, Krumm- und Leerdarm. Hier treten die Verdauungssekrete zum Nahrungsbrei hinzu, und hier werden die Nährstoffe ins Blut aufgenommen. Auch das Immunsystem ist in diesem Bereich sehr aktiv, da hier die Schaltstelle zwischen Substanzen von außen (mit zahllosen Keimen und körperfremden Stoffen) und dem Organismus ist. Eine Darmsanierung entlastet das Darm-Immunsystem und die Verdauungsfunktionen, die sich regenerieren können.

Dickdarm

Hier findet lediglich noch eine Eindickung des Nahrungsbreies durch Flüssigkeitsentzug statt. Mit der Flüssigkeit werden im Dickdarm aber auch die zahlreichen Mineralstoffe aufgenommen, die in Wasser gelöst sind. Dazu gehören u. a. Kalium, Magnesium und Natrium. Weitere Aufgabe des Dickdarms ist die Gewinnung von Nährstoffen aus »unverdaulichen« Nahrungsbestandteilen, z. B. Zellulose, die reichlich in Obst, Gemüse und Getreide vorhanden ist. Die Zellulose dient den im Darm lebenden Mikroorganismen als Nahrung. Diese Mikroorganismen – Bakterien und auch Pilze – sind wertvoll, denn sie sorgen dafür, dass krank machende Keime sich nicht ansiedeln können. Diese sogenannte Darmflora will gut gepflegt werden: Hat der Nahrungsbrei bezogen auf den jeweiligen Abschnitt des Verdauungstraktes einen falschen Säurewert, dann verschlechtern sich die Lebensbedingungen dieser Helfer schnell und sie ziehen sich zurück. Als Folge können sich beispielsweise Hefepilze (Candida) breit machen.

Candida-Mykose

Hefepilze und ihre Sporen befinden sich überall, sie lassen sich auch fast regelmäßig im Darm nachweisen. Der gesunde Körper ist gegen sie gewappnet. Die Candida-Mykose des Darms soll zu verschiedensten Krankheitserscheinungen führen. Die Diagnose beruht meist lediglich auf dem Nachweis der Sprosspilze im Kot bei gleichzeitig bestehenden Allgemeinerscheinungen.

Die Candida-Mykose (auch Candidose) ist aber keine Krankheit, sondern ein Symptom eines gestörten Gleichgewichtes im Darm oder im Stoffwechsel. Sehr häufig sind Pilzinfektionen z. B. bei Zuckerkranken, deren Stoffwechsel nicht im Gleichgewicht ist. Die Symptome, die der Hefepilzbesiedelung zugeschoben werden, betreffen das gestörte Terrain im Darm bzw. den aus dem Gleichgewicht geratenen Stoffwechsel. Eine Behandlung mit Antipilz-Medikamenten eliminiert zwar meist rasch die Pilze aus dem Stuhl, aber es dauert in der Regel nicht lange, bis sowohl die Symptome wieder aufflammen als auch die Pilze wieder nachweisbar werden. Tiefgreifende Besserung ist nur durch eine Sanierung des gesamten Darmtraktes erreichbar, wie sie die Mayr-Kur bietet.

Enddarm und After

Der Enddarm besitzt einen sehr ausgeklügelten Verschluss-Mechanismus aus unwillkürlich und willkürlich steuerbaren Muskeln sowie aus Venengeflechten, die den Darm luft- und wasserdicht abschließen. Die willentlich beeinflussbaren Muskeln versetzen uns in die Lage, den Darm zu er-

oder auch zu verziehen. Meistens *ver*ziehen wir ihn: Wir verspüren Stuhldrang, der uns nicht in den Kram paßt, weil wir gerade zum Bus müssen, an einer spannenden Krimistelle angelangt sind, die Freundin am Telefon haben oder dergleichen Gründe mehr. Also unterdrücken wir ihn. Der Darm meldet sich ein paar Mal, aber schließlich unterlässt er dann seine frustrierenden Versuche. Die unangenehme Folge ist Verstopfung.

Der Darm lässt sich aber auch *er*ziehen – zur Regelmäßigkeit. Machen Sie es sich zur Gewohnheit, morgens immer zur selben Zeit die Toilette aufzusuchen. Lassen Sie sich auf jeden Fall Zeit! Der Darm wird merken, was man mit ihm vorhat und umso eher bereit sein, seinen Inhalt abzuliefern.

Als Verschluss-Mechanismus sind Venengeflechte um den After herum wichtig. Auch sie werden durch eine Darmsanierung gepflegt. Ein erhöhter Druck im Bauchraum verschlechtert den Blutfluss zuerst in den dünneren Gefäßen, den Venen und Lymphgefäßen. Wenn sich Blut in den Venen staut, vergrößern sie sich (siehe Krampfadern). Derartige Gebilde, Hämorrhoiden, entstehen bei schlechten Abflussverhältnissen auch im Bereich des Afters. Gegen diese Folgen hält die Schulmedizin Mittel parat, die aber das Übel nicht an der Wurzel packen: Sie verbessern die Durchblutung im Bauchraum nicht. Hier ist die Mayr-Kur überlegen. Fortgeschrittene Hämorrhoiden-Stadien müssen zwar bei Beschwerden operiert werden, aber Anfangsstadien können durch eine Behandlung nach Mayr wieder rückgängig gemacht werden.

Verschmutzung und Selbstvergiftung

Der gesamte Darmschlauch ist ständig in Bewegung und hält sich dadurch sauber. Da er aber meist überfordert wird, können sich am Rand Kotreste absetzen. Teilweise fließt der Darminhalt nur noch in der Mitte des Rohres. Der Stuhlgang ist in diesem Fall immer noch regelmäßig! Aus den sich unter Bakterieneinfluss zersetzenden Randschichten können Giftstoffe ins Blut abgegeben werden. Diese Vergiftung aus dem Darm nennt man »intestinale Autointoxikation« (intestinal = Darm-, auto = Selbst, Intoxikation = Vergiftung). Eine gründliche Darmreinigung bessert schnell das Wohlbefinden, da keine Gifte mehr ins Blut übertreten können.

Die wichtige Säuberung des Darms hat aber gerade bei der Mayr-Kur auch noch einen anderen Grund: wer fastet, schaltet im Körper auf ein Energiesparprogramm um. Tritt keine Nahrung mehr den Weg über Speiseröhre und Magen an, reduzieren sich die Darmbewegungen sehr stark. Da der noch im Darm befindliche Nahrungsbrei nun nicht mehr recht vorwärts kommt, finden verstärkt Zersetzungsprozesse durch die Bakterien statt. Die Gifte gelangen ins Blut und wirken sich nicht nur auf die Stimmung schlecht aus. Daher muss vor dem Fasten der Darm gereinigt werden.

Biorhythmus der Verdauungsorgane

Alle inneren Organe haben eine individuelle Bestzeit. Da wir unseren Darm oft am Abend strapazieren, an dem er das Feld schon anderen Organen wie der Niere überlassen hat, wird er unnötig belastet. Diese ständige Überlastung führt schließlich zu seiner Ermüdung (fälschlich »Darmträgheit« genannt), aber auch das Schlingen viel zu großer Nahrungsmengen, die zu kurzen Abstände zwischen den Mahlzeiten usw. wirken sich gleichermaßen ungünstig aus. Die Passagezeit dauert länger und länger, es kommt zur Verstopfung. Das ist noch das Geringste, denn das fällt wenigstens auf.

Ein Test

Viele Menschen glauben, sie haben eine geregelte Verdauung, weil sie täglich Stuhlgang haben. Sie wiegen sich aber in falscher Sicherheit, denn der Stuhlgang, den sie heute absetzen, hätte schon vor Tagen heraus gemusst, und der, den sie morgen abgeben, wäre gestern fällig gewesen. Machen Sie einmal folgenden Test:

Essen Sie an einem Tag nur Nudeln, am nächsten Tag große Mengen Spinat. Sie können an der Grenze zwischen relativ hellem und sehr dunklem Stuhl erkennen, wie lange der Nahrungsbrei im Inneren Ihres Verdauungskanals unterwegs war: Kommt der Spinatstuhl bereits am nächsten Tag zum Vorschein?

Ein untrügliches Zeichen für einen optimalen Stuhlgang ist die Tatsache, dass man überhaupt kein Toilettenpapier benötigt. Normaler Stuhlgang riecht wenig, hinterlässt weder Spuren am Papier noch an der Toilettenschüssel, weil er durch eine feine Gleitschicht abgeschlossen ist.

Abführmittel: Nur die zweitbeste Lösung

Mayr beobachtete, dass weit über 90 % der Erwachsenen an Darmschädigung leiden, ohne dass allerdings Beschwerden offenkundig sind; mit Obstipation (Verstopfung) schlagen sich »nur« etwa 50 % aller Erwachsenen herum. Wird der Darm dauernd überlastet, revoltiert er zunächst einmal (erstes Vergiftungsstadium: gesteigerte Aktivität, s. S. 62 f.), aber dann kommt es zur Lähmung. Die Stuhlverstopfung ist Ausdruck des Lähmungsstadiums, ein Zeichen dafür, dass der Darm so lange überfordert wurde, bis er schließlich »aufgibt«.

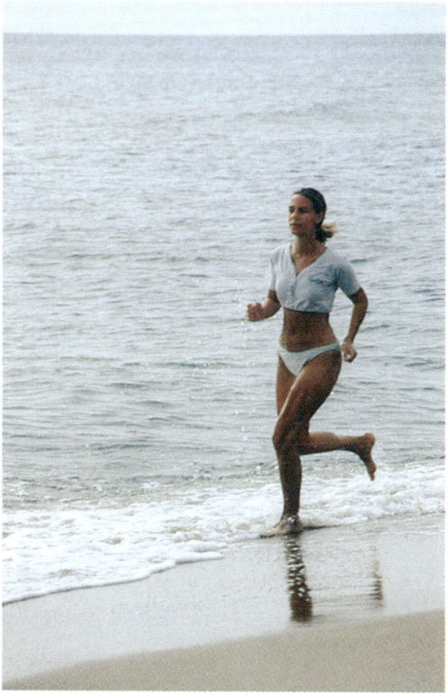

Viel Bewegung ist bei Verstopfung besser als Abführmittel!

Allerdings treten Verstopfungen auch einmal akut auf, z. B. nach Genuss bestimmter Nahrungsmittel, bei ungewohnt geringer Bewegung oder auf Reisen: Man hat stundenlang bewegungslos im Auto gesessen, hat nicht die gewohnten hygienischen Verhältnisse angetrof-

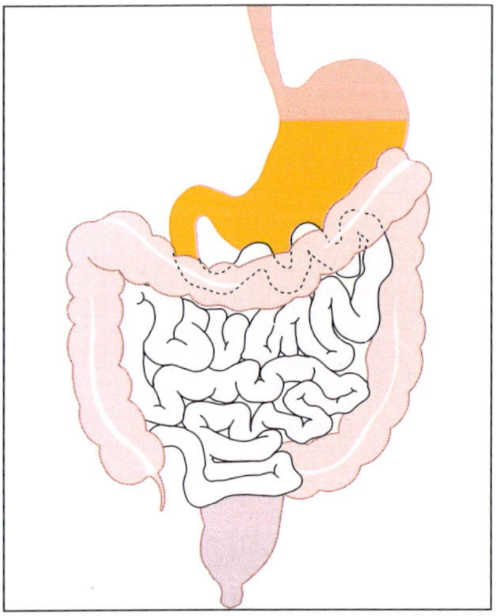

❶ Der ideale Nahrungstransport: Das Frühstück füllt den Magen.

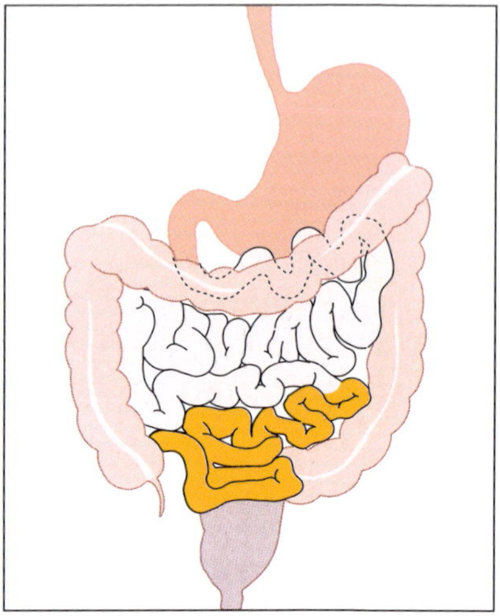

❷ Das Frühstück steht gegen Mittag kurz vor dem Dickdarm.

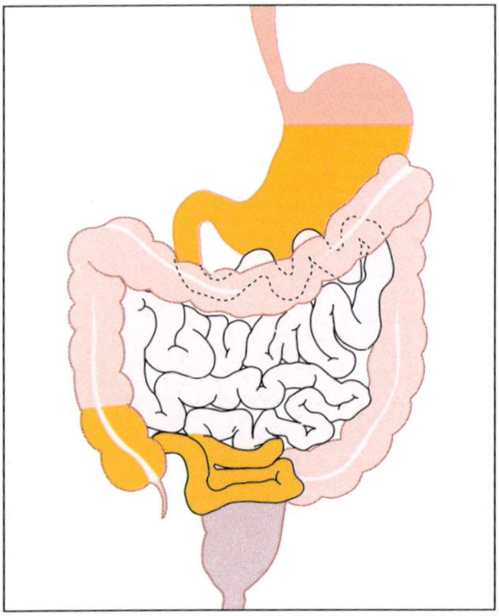

❸ Während das Mittagessen den Magen wieder füllt, steht das Frühstück im ersten Dickdarmabschnitt.

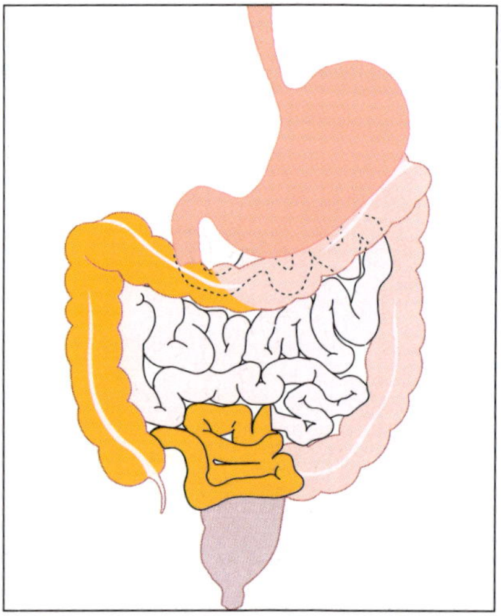

❹ Gegen Abend ist das Frühstück in den querliegenden Dickdarm gedrungen, das Mittagessen hat den Dünndarm fast passiert.

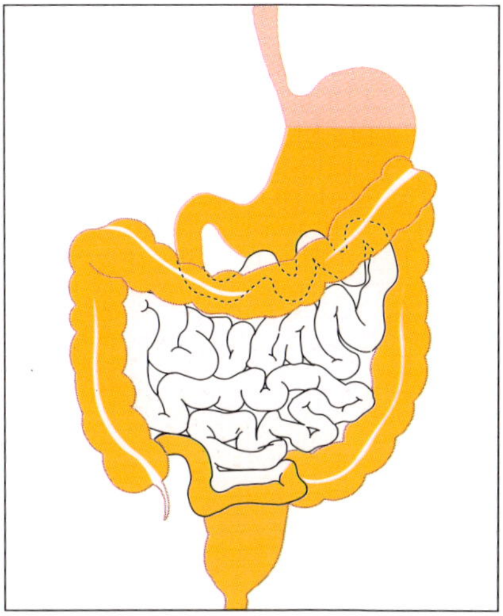

❺ Das Abendessen füllt den Magen, Frühstück und Mittagessen befinden sich im Dickdarm.

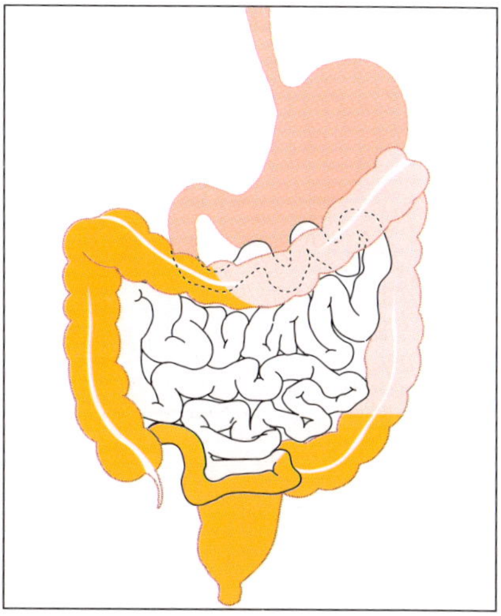

❻ Um Mitternacht steckt das Abendessen am Anfang des Dickdarms, der Rest am Ende des Dickdarms.

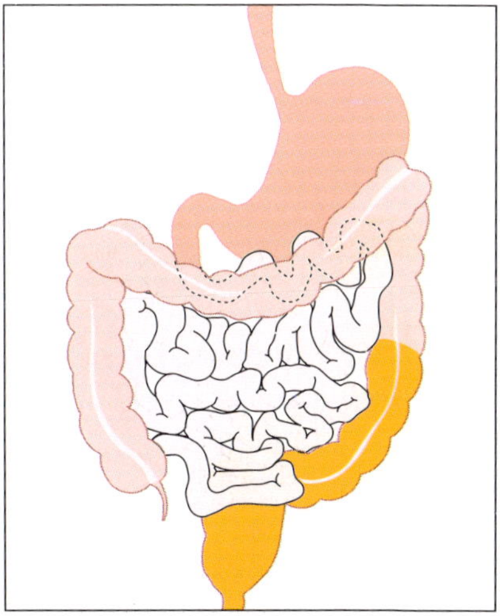

❼ Mittag- und Abendessen stecken am frühen Morgen im letzten Dickdarmabschnitt.

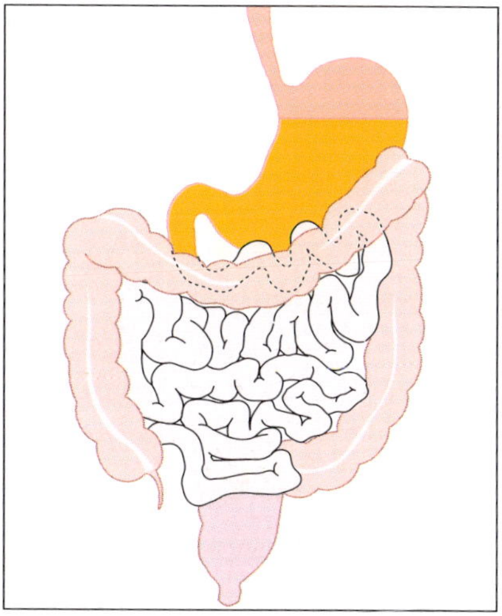

❽ Während der Dickdarm geleert wird, füllt das neue Frühstück am Morgen den Magen.

fen und etwas anderes gegessen als zu Hause, und schon klappt es mit dem Stuhlgang nicht mehr.

TIPP Hier hilft meistens bereits, viel zu trinken, sich reichlich zu bewegen und ballaststoffreiche Kost, z. B. Gemüse und Obst, zu essen.

Bei chronischer Verstopfung greift man aber häufig zu Abführmitteln (im Glauben, da sie »rein pflanzlich« sind, müssten sie auch sanft wirken). Die meisten Abführmittel reizen den Darm, sie zwingen die Muskulatur zur gesteigerten Tätigkeit. Unausweichlich führt diese Stimulation zur noch schnelleren Ermüdung. Das Abführmittel wird höher dosiert – damit entwickelt sich eine Spirale, aus der kaum ein Herauskommen möglich ist. Erschwerend kommt hinzu, dass die meisten Abführmittel den Kaliumspiegel senken. Kaliumarmut führt schnell zur Muskelschwäche – die muskuläre Darmwand erschlafft weiter!

TIPP Die bessere und dauerhafte Lösung heißt: Abführmittel absetzen, den Darm schonen und ihn gründlich mit Salzlösungen (s. S. 86 f. 139) und Einläufen reinigen. Wird auch der Nahrungsaufbau anschließend sorgfältig durchgeführt, dann ist das Problem Verstopfung behoben. Hier hilft aber oft nur eine ärztlich geführte Kur, denn ein über Jahre geschädigter Darm erholt sich nicht innerhalb von Tagen!

Bauchbehandlung nach Mayr

Gerade bei chronisch verstopften Menschen ist die Bauchbehandlung nach Mayr eine hervorragende Hilfe, um die Darmwand wieder zu straffen, die Durchblutung und den Lymphabfluss im Bauchraum zu verbessern und damit die gesamte Funktion des Verdauungstraktes sowie das enge Zusammenspiel mit der Atmung zu harmonisieren. Die Bauchbehandlung wird als sehr angenehm empfunden. Sie wird nur durch speziell ausgebildete Mayr-Ärzte durchgeführt. Sie können zu Hause aber jederzeit eine Selbstbehandlung durchführen, die bereits eine nicht zu vernachlässigende positive Wirkung zeigt (s. S. 111 f.).

Im Anschluss an die erfolgreiche Mayr-Kur brauchen Sie nicht mehr auf übertrieben ballaststoffreiche Kost zu achten; denken Sie aber unbedingt an eine ausreichende Flüssigkeitszufuhr und an regelmäßige Bewegung.

Zunahme des Darmvolumens

Die Verschlackung des Darmes bezieht sich nicht nur auf dem zu trägen Transport seines Inhalts, sondern auch auf die Veränderung des Darmgewebes selbst. In den Gewebsschichten des Darms und seiner Umgebung stauen sich Blut, Lymphe und Gewebsflüssigkeit, die sogenannte Darmwurzel verdickt sich. Diese Einlagerung beruht auf einem verschlechterten Abtransport von Lymphe, da die Lymphgefäße durch den erhöhten Füllungsdruck, der auf den Darmwänden lastet, stranguliert werden. Die Lymphgefäße sind sehr fein, noch dünner als die Venen. Die Lymphflüssigkeit macht immerhin etwa 10% des Blutvolumens aus, und ihre Zusammensetzung ist nahezu identisch mit dem Blut, jedoch fehlen die Blutkörperchen, sodass die Lymphe klar ist. Sie wird dem Lymphknoten, also Stationen des Immunsystems, in der Darmwand zur Überprüfung auf Allergene, Schadstoffe und schädliche Mikroorganismen angeboten.

Ein erhöhter Druck in ihrer Umgebung führt also sehr schnell zu einem Lymphstau, das Gewebe schwillt an. Flüssigkeit wird aber ebenfalls eingelagert, wenn Schadstoffe geortet werden: sie werden sofort verdünnt, um ihre Gefährlichkeit herabzusetzen. Der Flüssigkeits- und Lymphtransport im Darm geht passiv vonstatten (bei den Arterien ist es ein aktiver Prozess durch die Pumpe Herz, die für einen relativ hohen Druck sorgt). Die Lymphe wird gewissermaßen angesaugt, unter anderen durch die Atem- und Zwerchfellbewegungen. Wenn diese beeinträchtigt sind, leidet auch der Lymphfluss. Hier sind wir wieder an dem Punkt, an dem Bewegung und Atmung mit ins Spiel kommen: mangelnde Bewegung und unzureichende Atmung machen sich rückwirkend auf die Darmtätigkeit bemerkbar.

Dahin ist der schöne flache Bauch ...

Durch die verschiedenen geschilderten Mechanismen – erhöhtes Darmvolumen durch Darmermüdung, gedrosselter Lymphstrom, Einlagerung von Flüssigkeit durch Verdünnung von Giften – wird der Darm schwerer und schwerer. Ewig kann die Bauchmuskulatur nicht dagegenhalten, sodass die Last des Darmes und der umgebenden Gewebe schließlich nach unten sinkt. Der Bauch ist nicht mehr schön flach, sondern er wölbt sich unterhalb des Nabels nach vorn.

Vorwölbungen entstehen aber auch als Folge von Gärungs- und Fäulnisprozessen. Sehr stark kohlenhydrat- und zuckerhaltige Nahrung gärt, wenn sie nicht zeitgerecht aufgeschlossen werden kann, eiweißhaltige Nahrung fällt der Fäulnis anheim. Durch beide Prozesse entstehen Gase, die den Darm auftreiben, im Falle der Gärungsgase oberhalb des Nabels, im Falle der Fäulnisgase unterhalb. Diese Gase können ins Blut übertreten.

Der aufgetriebene Darm ist weit mehr als ein Schönheitsfehler: er ist der Kern und Ausgangspunkt vieler Befindlichkeitsstörungen und Krankheiten. Hier liegt das große Verdienst Mayrs, dass er diese Zusammenhänge erkannt hat.

Im Körper herrscht eine sinnvolle, aber störanfällige Ordnung. Jede Störung in einem Gewebe bzw. in einer Zelle wirkt sich auf alle anderen Gewebe und Zellen aus. Jeder Zellverband oder jedes Organ ist auf die anderen Zellverbände und Organe angewiesen. Der Darm als ganz zentrales Organ gerät hier oft leider in Vergessenheit.

Atmung und Darm

Da sowohl die Lungen als auch der Darm im Rumpf untergebracht sind, ergibt sich ein sinnvolles Wechselspiel zwischen Atembewegungen und Darm. Das Zwerchfell, das den Brust- vom Bauchraum trennt, massiert sanft den Darm, wenn es sich beim Einatmen in Richtung Unterbauch verschiebt, und fördert damit den Rückstrom von Blut und Lymphe aus dem Darm und aus der Leber zum Herzen.

Ein- und Ausatmung sind nur reibungslos möglich, wenn die Druck- und Unterdruckverhältnisse im Körper stimmen. Ein nach unten gesunkener schwerer Darm behindert die Ausatmung ebenso, wie ein prall gefüllter Magen die Einatmung verschlechtert. Gestörte Ein- und Ausatmung bedeutet verschlechterte Sauerstoffversorgung aller Gewebe! Damit wird auch wieder die Darmtätigkeit beeinträchtigt, und es werden weniger Stoffe aus dem Nahrungsbrei aufgenommen: Kann da noch eine geregelte Energieversorgung aller Zellen stattfinden?

TIPP

Eine Verbesserung der Situation im Bauchraum wirkt sich daher immer positiv auf die Atmung und damit die gesamte Durchblutung aller einzelnen Organe aus. Umgekehrt wird auch ein Schuh daraus: Sie können die Wirkung der Mayr-Kur wesentlich verbessern, wenn Sie ganz bewusst Ihre Atmung angehen.

Bauch- und Brustatmung

Im Wesentlichen existieren zwei Atmungstypen: die Bauch- und die Brustatmung. Die Bauchatmung ist für die Durchblutung und den Darm die bessere Atmung, aber ausgerechnet diese Atmungsform ist durch unsere heutige Lebensweise ins Hintertreffen geraten. Eine gute Bauchatmung ist unmöglich, wenn der Leib eingeschnürt wird, sei es durch zu enge Mieder, durch knapp sitzende Jeans oder durch Gürtel. Auch in der Schwangerschaft ist die Bauchatmung beeinträchtigt. Wie bereits geschildert, behindern ein großer Leibesumfang und ein schwerer, nach unten gesunkener Darm vor allem die Bauchatmung. Tiefes Einatmen ist aber fast nur durch Bauchatmung möglich; die Brustatmung ist im Allgemeinen wesentlich flacher.

Probieren Sie es aus!

Bei tiefer Brustatmung wölbt sich der Brustkorb nach vorn außen, der Bauch wird dabei flacher. Versuchen Sie einmal, so zu atmen, und halten Sie Ihre flache Hand dabei auf den Winkel, den die beiden Rippenbögen zueinander bilden. Bei tiefer Brustatmung scheinen die beiden Brustkorbflügel auseinander zu weichen. Die Luft wird in die Lungen gesogen, indem der Brustkorb erweitert wird.

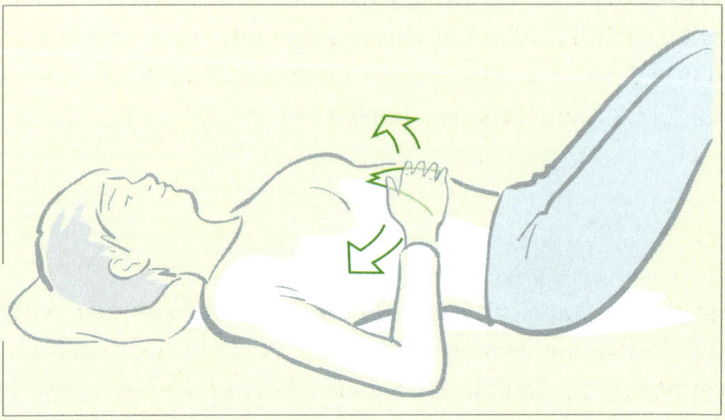

Brustatmung

Lassen Sie Ihre Hand auf dem Rippenwinkel liegen: Bei der tiefen Bauchatmung spüren Sie nun, wie sich die Bauchwand nach außen (wenn Sie liegen: nach oben) wölbt. Versuchen Sie, tief in den Bauch einzuatmen! Die Lungen werden bei dieser Art der Atmung mit Luft gefüllt, indem sich das Zwerchfell nach unten zusammenzieht. Hauptsächlich dieser Zwerchfelldruck bewirkt die sanfte Massage der Baucheingeweide, die sich so positiv auf das Wechselspiel Darmfunktion – Durchblutung – Sauerstoffversorgung des Organismus auswirkt. (Das Zwerchfell kennen Sie: Beim Schluckauf zieht es sich ruckartig zusammen, und beim herzlichen Lachen kann es sogar schmerzen – Ihnen tut vor Lachen »der Bauch« weh!)

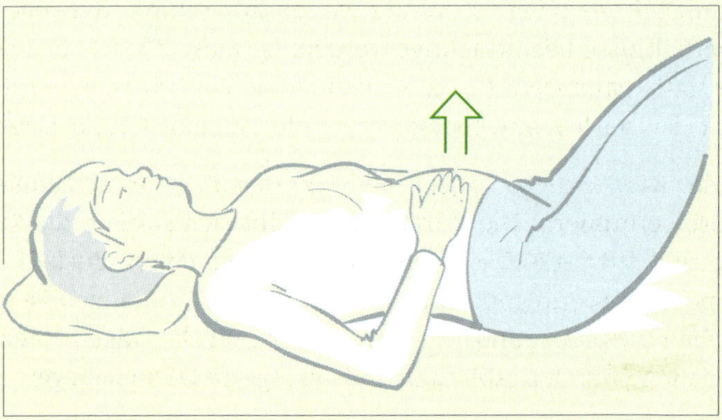

Bauchatmung

Die Bauchatmung können Sie bewusst üben. Natürlich sind die beiden Atemformen nicht strikt voneinander getrennt. Sie würden niemals ausschließlich auf die eine oder andere Art atmen. Versuchen Sie aber, der brustbetonten Atmung gegenzusteuern.

Schonhaltungen

Ein vergrößerter Darm und eine verschlechterte Atmung wirken sich ungünstig auf die Funktion aller anderen Organe im Bauchraum wie Leber, Gallenblase, die Geschlechtsorgane, Blase und Nieren aus. Der Organismus ist immer bestrebt, alle Organe bestmöglich zu schützen. Drückt nun ein schwerer, gefüllter und ermüdeter Darm auf innere Organe, beispielsweise auf die Gebärmutter oder die Eierstöcke, oder verschlechtert er die Atmungskapazität, verändert der Körper seine Haltung, um die Last besser zu verteilen und um die gewohnte Funktion aufrechtzuerhalten. Hieraus resultieren dann Haltungsänderungen.

Mayr charakterisierte typische Haltungsänderungen als Großtrommelträgerhaltung, Entenhaltung, Anlaufhaltung, lässige Haltung, Habtachthaltung und Sämannshaltung. Wenn die Baucheingeweide mehr Platz beanspruchen oder nach unten sinken, versucht die Zwischenrippenmuskulatur des Brustkorbes, die Lungen dennoch ausreichend elastisch zu halten, damit die Atemzüge so wenig wie möglich durch die veränderten Druckverhältnisse beeinträchtigt werden. Ist diese Zwischenrippenmuskulatur stark, dann stellt sie die Rippen höher, der Brustkorb wird weiter. Er dehnt sich seitlich aus, sodass er nun eher an eine Glocke erinnert.

Bringt der Körper nicht so viel Muskelkraft auf, kann er dennoch den Brustkorb vergrößern: Die Wirbelsäule wölbt sich stärker, die Rundung im Bereich des Brustkorbes nimmt zu, wir sehen einen »Buckel«. Da nutzen keine Aufforderungen: »Halte dich gerade!« Der »Buckel« ist weniger ein Zeichen für Unlust und Trägheit, sondern für die Folgen einer gestörten Verdauung durch Gasbildung und verzögerte Darmpassage!

Auch viele Bandscheibenschäden beruhen auf einer falschen Ernährung und nicht auf einer »Veranlagung« oder der Arbeitsbelastung! Was viele

Schwangere kennen – die Rückenbeschwerden aufgrund der veränderten Körperhaltung, die auf dem vergrößerten Leibinhalt beruht –, tritt auch für die meisten gewichtigen Bauchträger zu, die Mayr als »Großtrommelträger« bezeichnete. Welche Fehlhaltung für den individuellen Organismus dabei den »besten« Kompromiss darstellt, hängt von der Konstitution ab. Nur ein Muskelkräftiger kann über Jahre seine Schulter so hochziehen, seinen Brustkorb so weit stellen wie ein Großtrommelträger.

Die Haltungstypen

Entledigen Sie sich einmal Ihrer Kleider und betrachten Sie sich kritisch vor dem Spiegel, welcher Haltung Sie am nächsten kommen. Sie erhalten dabei auch schon Hinweise darauf, welche Form der Mayr-Kur bei Ihnen am besten geeignet wäre.

Großtrommelträger

Diese Haltung ist bei sehr vitalen Menschen zu beobachten, die über hervorragende Reserven verfügen und daher streng fasten können. Der Bauch wölbt sich sowohl unterhalb als auch oberhalb des Nabels prall nach vorn. Die Muskulatur ist imstande, diese vermehrte Spannung gut zu verteilen. Der Bauchinhalt besteht nicht nur aus Fett, wie allgemein angenommen wird! Deshalb ist durch eine Mayr-Kur hier schnell ein Erfolg zu sehen, der gar nicht in dieser Geschwindigkeit eintreten könnte, wenn er vom Abbau der Fettdepots abhinge.

Der enorme Bauchumfang muss jedoch vom Körper ausgeglichen werden, um eine ausreichende Atmung zu gewährleisten. Der Oberkörper wird nach hinten geneigt, sodass sich ein Hohlkreuz ausbildet (Bandscheibenbeschwerden!). Die Schultern werden so weit nach oben gezogen, dass der Hals fast völlig verschwindet. Der Brustkorb wird nach allen Seiten erweitert, weil die Lunge sich nicht nach unten ausdehnen kann: Die Rippen bilden in der Mitte keinen spitzen Winkel, sondern treffen oftmals fast waagerecht aufeinander, weil die beiden Brustkorbhälften wie Flügel weitgestellt werden. Aber auch nach hinten wird der Brustraum erweitert, sodass ein Rundrücken auffällt.

Menschen mit dieser Körperhaltung sind sehr muskel- und oft auch tatkräftig. Die Haltung ist aber Ausdruck einer sehr schweren Verdauungsstörung, die oftmals dem Großtrommelträger nicht bewusst ist, weil die »Verdauung« (der Stuhlgang) doch gut klappt. Aufgrund der Vitalität bleibt die schwere Störung aber lange verborgen. Das sind dann die Patienten, die ganz urplötzlich in eine gesundheitliche Krise geraten (z.B. durch Herzinfarkt) und bei denen sich die Umgebung wundert: Er war doch immer so kräftig! Er hat doch nie etwas gehabt!

Lässige Haltung

Das »Gegenteil« des Großtrommelträgers ist der Mensch mit der »lässigen Haltung«. Hier versucht ein muskelschwacher Organismus, das Beste aus den Gegebenheiten zu machen: der Darm wölbt sich nach außen durch vermehrte Füllung (unterhalb des Nabels). Ein Ausgleich der erschwerten Atmung wird durch eine vermehrte Rundrückenbildung geschaffen. Da der Kopf weit nach vorn gestreckt wird, erinnert diese Haltung an ein Fragezeichen. Fatal ist, dass diese Haltung oft bei Jugendlichen angetroffen wird. In einer Phase, die anfällig für Kontroversen mit der Umgebung (den Eltern) ist, wird dem Jugendlichen die Lässigkeit vorgeworfen; dabei kommt die Haltung oftmals dadurch zustande, dass das Kind gezwungen wird, Nahrungsmittel zu essen, die es nicht ausreichend verarbeiten kann. In diesem Falle profitiert nicht nur der Betroffene, sondern auch die ganze Umgebung von einer Entspannung der Situation!

TIPP Aufgrund der eher schwachen Konstitution ist hier eine strengere Fastenform nur unter Anleitung eines Arztes empfehlenswert.

Anlaufhaltung

Eine weitere Haltung bei eher weniger vitalen Menschen ist die »Anlaufhaltung«. Hier wird der Oberkörper nicht nach hinten, sondern nach vorne durchgestreckt. Diese Haltung ist im Extremfall gewissermaßen die Schutzhaltung für den Bauch, die bei starken Leibschmerzen eingenommen wird, weil hier die Bauchmuskulatur maximal entlastet wird.

Großtrommelträger

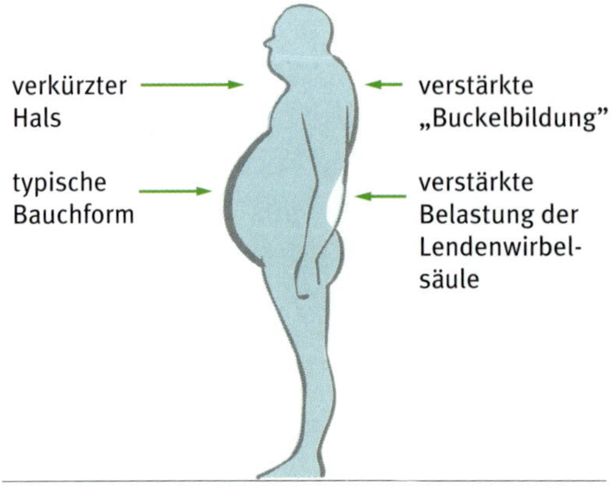

Lässige Haltung

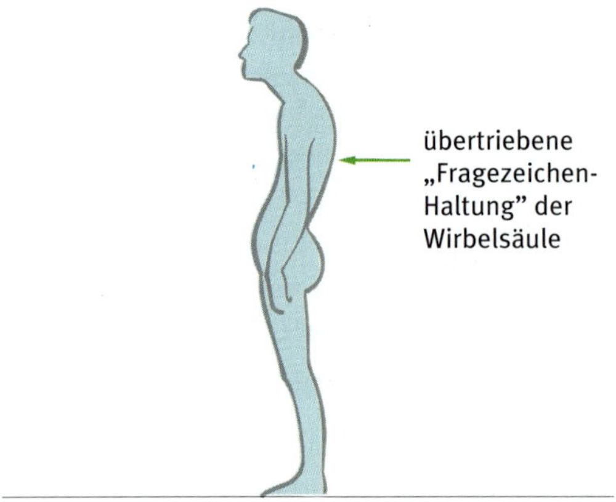

Anlaufhaltung

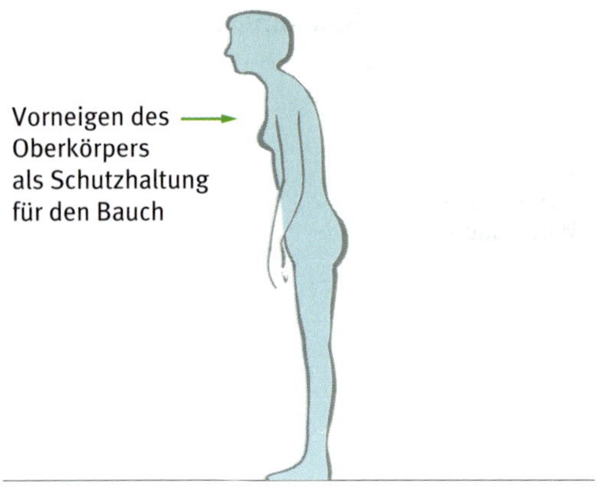

Habtachthaltung

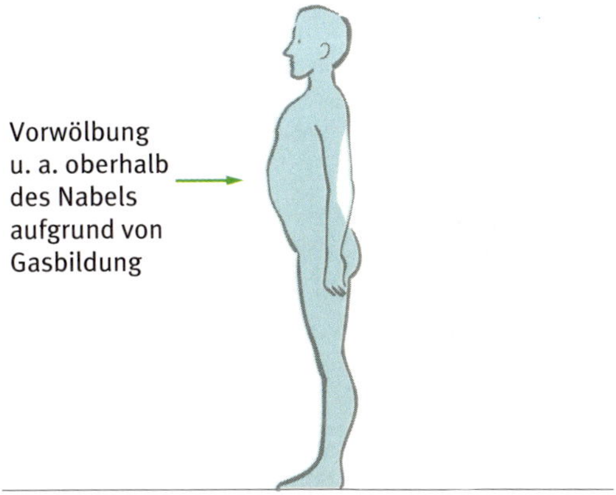

Entenhaltung

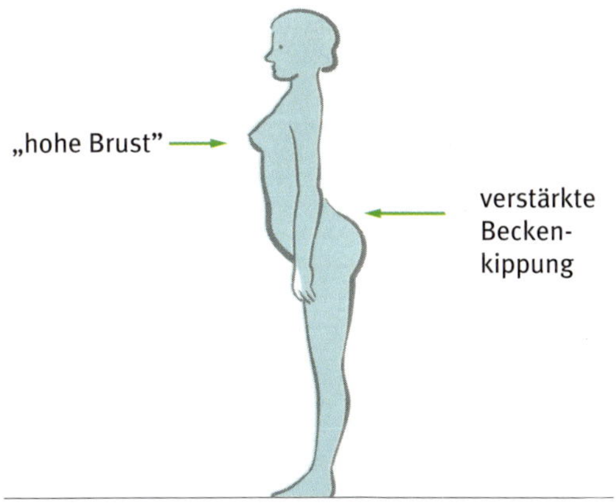

Sämannshaltung

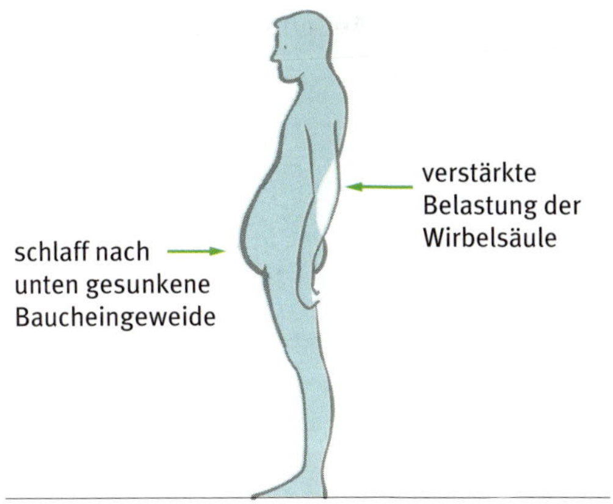

> **TIPP** Da auch hier eine eher anfällig schwache Konstitution angenommen werden muss, ist bei Anlaufhaltung ebenfalls zur ärztlichen Begleitung der Fastenkur zu raten.

Habtachthaltung

Sie ist bei Menschen zu beobachten, die relativ vital sind und vorwiegend an einer übermäßigen Gasfüllung des Darmes leiden. Hier ist der Darm besonders oberhalb des Nabels vorgewölbt. Die Brust wird wie bei einem Soldaten in »Habtacht-Stellung« herausgestreckt, der Unterkörper wird ähnlich wie bei der Großtrommelträgerhaltung nach rückwärts geneigt.

> **TIPP** Vermehrte Gasfüllung beruht fast immer auf Gärung aufgrund zu hastigen Essens! Menschen mit Habtachthaltung müssen ganz besonders auf die Einhaltung der Mayr-Regeln »Gründlich kauen« und »Immer in Ruhe essen« achten.

Entenhaltung

Sie wird überwiegend bei Frauen beobachtet. Der Druck des Darmes, der auf Gebärmutter und Eierstöcken lastet, wird abgefangen, indem das Becken sehr stark nach hinten gekippt wird. Dadurch sind diese Organe geschützt. Der Brustkorb muss zum Ausgleich sehr stark nach vorne gewölbt werden, was durch eine »hohe Brust« auffällt. Bei dieser Haltung scheint ebenfalls der Hals verkürzt zu sein, weil die Schultern hochgezogen werden, um der Lunge Raum nach oben zu verschaffen.

Bei der Entenhaltung ist oft eine Lageveränderung der weiblichen Geschlechtsorgane mit daraus folgenden Beschwerden zu beobachten. Senkungsbeschwerden im höheren Alter (unwillkürlicher Harn- oder sogar Stuhlabgang beim Husten, Lachen oder Pressen) sind hier häufig.

> **TIPP** Eine rechtzeitig durchgeführte Mayr-Kur, evtl. in Kombination mit einer geeigneten Gymnastik, konnte schon manche Operation überflüssig machen!

Sämannshaltung

Wie der Sämann das Tuch mit dem Saatgut vor sich her trägt, so schiebt der Mensch mit Sämannshaltung seinen Bauch durch die Gegend. Die Vitalität ist hier höher als bei lässiger Haltung und geringer als bei der Großtrommelträgerhaltung. Ursache des vorgewölbten Bauches ist meistens ein »Backhendlfriedhof«: Durch zu hohen Eiweißkonsum tritt Fäulnis auf, die den Leib unterhalb des Nabels auftreibt. Dazu kommt dann das vergrößerte Gewicht des geschädigten Darmes.

Bei allen Haltungen, die den vergrößerten Bauchinhalt mit einer Veränderung der Rückenstatik beantworten, wird der Kompromiss für den Organismus früher oder später mit Rückenschmerzen, Bandscheibenbeschwerden oder sogar Hexenschuss erkauft, bei Frauen auch durch Funktionsstörungen der weiblichen Geschlechtsorgane. Wenn orthopädische oder frauenheilkundliche Behandlungen hier nur unbefriedigend ansprechen, dann liegt das daran, dass die übergeordneten Zusammenhänge nicht genügend beachtet werden. Durch alle diese Fehlhaltungen sind immer auch die Atemreserven vermindert. Dadurch kommt es zur eingeschränkten Leistungsfähigkeit und Müdigkeit.

Sicherlich können Sie sich nicht ganz eindeutig einem bestimmten Typ zuordnen. Die grobe Klassifizierung hilft Ihnen aber, zu erkennen, dass die Verdauung als Teil des Gesamtorganismus sogar an der Haltung beteiligt ist. Deshalb ist eine Mayr-Kur allen Abspeck-Diäten und Gymnastikprogrammen, die eine Topfigur in wenigen Tagen versprechen, weit überlegen. Hier wird das Übel an der Wurzel angepackt. Der Erfolg – ein abnehmender Bauchumfang – ist erfreulich schnell zu sehen, denn wie Sie nun wissen, besteht der »Ranzen« gar nicht in dem Umfang aus Fett, wie allgemein angenommen wird. Bereits das Entlasten von Darmgasen und von der Gewebsschwellung in der Darmumgebung bringt eine rasche Verschmälerung der Taille. Haben Sie sich nicht auch schon gewundert, dass auch sehr schlanke Menschen zum Teil über ein merkwürdiges Bäuchlein verfügen, das gar nicht zur sonstigen Figur passen will? Der Kalorienaufnahme nach dürfte es gar nicht vorhanden sein! Hier zeigt sich, dass die Nahrung nur die eine Hälfte der Ernährung ist, die Verdauung ist die andere, keineswegs unwichtigere.

Eine Topfigur, erreicht mit Hilfe von Zigaretten und Kaffee, fällt übrigens unter die Rubrik »schlank und krank«! Die vernünftigste Richtlinie ist das sogenannte Wohlfühl- oder Behaglichkeitsgewicht, das den optimalen Gesundheitszustand bei der angeborenen Konstitution verspricht. Wegen des Wohlfühlens als zentraler Richtschnur kommt der »Mayr-Ernährte« nicht in die Verlegenheit, einen Kampf gegen seinen Kühlschrank ausfechten zu müssen, sondern er pflückt die gesunde Wohlfühl-Ernährungsweise wie eine Blume am Wegesrand.

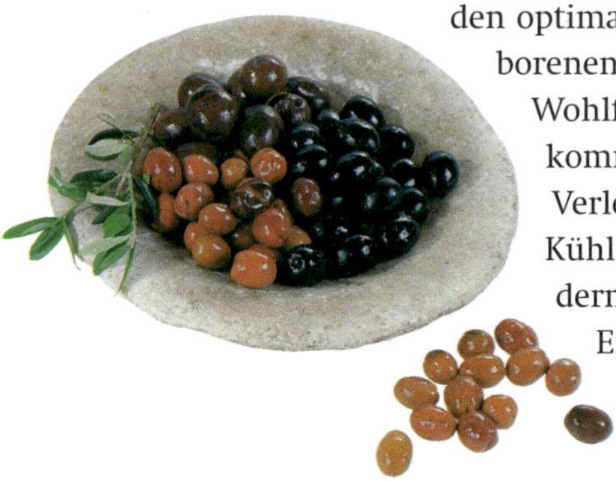

Genießen und Gesundheit

Sind Sie noch skeptisch? Sie glauben, Sie könnten sich nicht einfach darauf verlassen, dass Ihr Körper Ihnen sagt, was gut ist? Sie glauben, Sie müssten sich kasteien, verzichten, um gesund alt werden zu können?

Südliche Lebensart

Eine Ernährung, die Genuss verspricht, wurde in unserem Kulturkreis fast immer als krankmachend und schädlich angesehen (»alles, was Spaß macht, ist unmoralisch oder ungesund«). Franzosen und Italiener betrachten wir mit Argwohn, weil sie das Leben genießen, weil sie ihre Mahlzeiten zelebrieren. Dennoch leben sie viel gesünder! Als Ernährungsrichtlinie zur Vorbeugung von verschiedenen Krankheiten bis hin zu Krebs wird sogar die »mediterrane (Mittelmeer-)Diät« empfohlen.

Zahlreiche Gewürze der südlichen Küche sind Pflanzenheilmittel, so der Salbei, der Thymian, Oregano und Rosmarin. Hier wird indes nicht verbiesterte Kräuterküche praktiziert, sondern funkelnde, sprühende Lebenslust, die noch obendrein von Ärzten als empfehlenswert eingestuft wird. Aber das Maß macht's!

Nicht wegen des Genusses müssen wir mit Befindensstörungen und »Zivilisationskrankheiten« bezahlen, sondern wegen des falschen Rhythmus, des wenig genießerischen Aspektes der Ernährung. Folgen der Fehlernährung, der Darmermüdung und der schlechten Verdauung sind zusammengefasst:

- die Haltungsänderung
- die verschlechterte Sauerstoffversorgung
- die Selbstvergiftung

Was kann schief laufen?

Der Verdauungsapparat des Menschen ist so ausgerüstet, dass er eine Vielzahl verschiedener Nahrungsmittel aufschließen kann. Der Mensch ist ein »Gemischtesser«, er kann also pflanzliche und tierische Nahrungsmittel verarbeiten. Bei der Verträglichkeit von Nahrungsmitteln gibt es übrigens Unterschiede – nicht jeder Mensch auf der Welt kann Milch und Milchprodukte aufschließen; ganzen Völkern fehlen Enzyme, die Kuhmilcheiweiß bzw. Milchzucker verarbeiten können. Eskimos essen fast ausschließlich Fleisch und Fisch, womit wir Mitteleuropäer vermutlich schlecht zurechtkämen. Für eine rein pflanzliche Kost besteht in unseren Breiten kein zwingender Grund, und wenn pflanzliche Kost genossen wird, muss sie auch gar nicht unbedingt roh sein. Viele haben sich schon begeistern lassen von den Befürwortern einer »Körnerkost« oder strenger Rohkostvarianten, die durchaus nachvollziehbare Argumente ins Feld führen und bei verschiedenen Krankheiten auch schnelle Erfolge vorweisen können. Nur vergeht nach anfänglicher Begeisterung der Appetit; man möchte morgens nicht stundenlang auf Körnern herumkauen, und man bekommt Bauchgrimmen nach der ach so gesunden Sauerkraut-Rohkost.

Der Körper sagt es uns: »Das ist mir zu viel des Guten!« Aber der Verstand steuert dagegen und erwidert: »Du bist halt nichts Gutes mehr gewohnt! Gemault wird nicht, das *ist* gut für dich!«

Vom Verstand lässt sich jedoch das Team aus Enzymen, Durchblutung, Nervenreizen und Mikroorganismen kaum beeindrucken. Über Sinn und Unsinn der angebotenen Nährstoffe hat es keine Meinung; es macht seine Arbeit, die darin besteht, den Organismus bestmöglich zu erhalten. Die neuesten wissenschaftlichen Erkenntnisse sind diesem Team egal. Was bei Tieren in freier Wildbahn klappt, muss auch beim Menschen funktionieren: Ohne logische Begründungen eine vernünftige Ernährung zu garantieren.

Krank durch Rohkost?

Was spielt sich ab, wenn Sie große Mengen an Rohkost verzehren? Das hängt davon ab, wie gut der Magen-Darm-Trakt gerade zum Arbeiten aufgelegt ist. Morgens ist er fit und ausgeruht, wenn wir ihn nicht am Abend zuvor überstrapaziert haben. Dann stellt er alle notwendigen Enzyme zur Verfügung und versucht zumindest, den Nahrungsbrei zeitgerecht in tiefere Darmabschnitte weiterzuleiten. Dort werden die benötigten Inhaltsstoffe aufgenommen. Zurück bleibt beispielsweise die Zellulose, die unser Körper nicht spalten kann – sie wird an die Mikroflora abgetreten, die sie zum Teil verstoffwechselt und daraus ihre eigene Nahrung gewinnt.

Wenn ein übergroßes Angebot an die Mikroflora hereinkommt, tut sie dennoch ihr Bestes; als Spaltprodukte bei der Verstoffwechselung fallen große Mengen an Gasen an, die so schnell nicht ins Blut aufgenommen werden können – sie treiben den Leib auf. Dadurch erhöht sich die Spannung der Muskelwand im Darm, die Durchblutung verschlechtert sich. Eine gedrosselte Durchblutung führt unweigerlich dazu, dass die Darmzellen schlechter versorgt werden, sie können ihre Funktion nicht mehr optimal erfüllen, und zudem können bereits aufgenommene Stoffe nicht ins Blut abgegeben werden. Schnell kann nun die bewährte Zusammenarbeit der vielen Komponenten im Darm zusammenbrechen. Noch dazu beeinträchtigt der aufgetriebene Leib die Atmung – ein Teufelskreis.

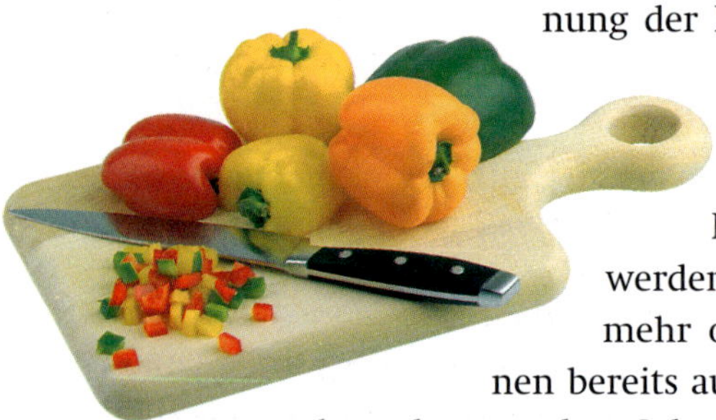

Also: keine Rohkost essen? Nein. Rohkost enthält natürlich sehr viele wertvolle Stoffe. Auf den Zeitpunkt kommt es an! Morgens und mittags ist Rohkost in Ordnung, aber auf jeden Fall muss sie gut gekaut werden, damit die Verstoffwechselung im Darm in kleinen Schritten vonstatten gehen kann. Und – sie muss nicht in rauen Mengen genossen werden. Mayr vergleicht Rohkost wegen ihres Gehaltes an wertvollen Stoffen mit Edelsteinen, aber mit Edelsteinen pflastert man ja nicht seinen Hof.

TIPP

Essen Sie Rohkost also morgens oder mittags, z. B. morgens einen Apfel oder anderes Obst, evtl. im Müsli; mittags etwas Möhrenrohkost oder einen Salat. Sie müssen, um nach Mayr zu leben, nicht Ihre gesamten Ernährungsgewohnheiten auf den Kopf stellen. Bis 12 Uhr mittags können Sie nicht viel falsch machen und essen, was Ihnen beliebt. Danach bekommen Sie weniger Probleme, wenn Sie die Ernährungsweise beachten, wie sie in diesem Buch beschrieben wird.

Gärung von Kohlenhydraten und Ballaststoffen

Gase sind ein allgemein sichtbares Zeichen für Gärung. Der Gärung unterliegen vor allem Kohlenhydrate und Ballaststoffe, wenn sie nicht zeitgerecht weitertransportiert und aufgeschlossen werden können. Bei der Gärung entsteht Alkohol. Bei der Bierbrauerei und Obstvergärung zu Wein oder Most wird dieses Prinzip gesteuert und ausgenutzt. Im Körper läuft es allerdings ab, ohne von Kellermeistern in Grenzen gehalten zu werden: Es entstehen giftige Fuselalkohole. Sie wirken sich vor allem auf die Leber und die Nerven schädlich aus. Sichtbar wird die Schädigung an der Haut: Durch die gestörte Funktion der Nerven, die die Blutgefäße regulieren, und durch die Alkoholwirkung selbst erweitern sich die Äderchen im Gesicht deutlich. Dieser Effekt, die roten Bäckchen, werden bei Menschen, die jahrelang reichlich Rohkost essen, sehr oft beobachtet. Sehen Sie doch einmal in den Spiegel, ob das auch für Sie zutrifft. Die Leberschädigung geht nur sehr langsam vor sich, entspricht aber genau den Vorgängen, die auch bei der »Alkoholikerleber« auftreten. Selbstverständlich in weit geringerem Ausmaß, aber durch die sehr genaue und feine Mayr-Diagnostik unübersehbar.

Fäulnis durch Eiweißprodukte

Im Übermaß und zur Unzeit genossene Eiweiße führen zur Fäulnis im Darm. Fäulnisgifte sind sehr starke Gifte. Ebenso wie mit anderen Giftstoffen, die im Körper entstehen, versucht die Leber, sie unschädlich zu machen und auszuscheiden. Umso schlimmer wiegt es, wenn die Leberdurchblutung und die Sauerstoffsättigung im Blut bereits von einem zu reichhaltigen Mahl stark beeinträchtigt sind! Die Gifte zirkulieren dann weiter im Blut und können die Funktion sämtlicher Zellverbände stören. Wir spüren es beispielsweise an unserer Laune, die sich nach und nach »grundlos« verschlechtert.

Die Säftelehre der alten Ärzte

Die Grundlage der alten Medizin war die Lehre der Körpersäfte. Sie verfolgte die Vorstellung, dass sich die Körpersäfte bei Gesundheit im Gleichgewicht befinden, bei Krankheit ins Ungleichgewicht geraten bzw. verunreinigt sind. Zu diesen Säften zählten die gelbe und die schwarze Galle, griechisch Cholos (Χολοσ).

Befand sich die Galle nicht im Gleichgewicht mit den übrigen Säften oder war sie »verunreinigt«, äußerte sich dies durch Krankheitserscheinungen, auch auf psychischer Ebene: wir kennen noch heute die Melancholie und den Choleriker.

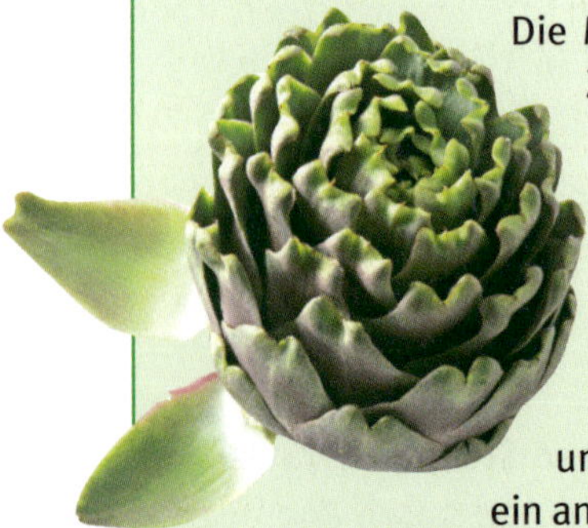

Die Melancholie (Traurigkeit, Depressivität) wird als Zeichen eines Säfte-Ungleichgewichtes aufgefasst. Die Natur greift aber nicht zu Symptomen, um es den Diagnostikern einfach zu machen, sondern um sinnvolle Gegenreaktionen auszulösen. Eine sinnvolle Gegenreaktion gegen die Traurigkeit wäre der Rückzug der traurigen Person, um den körpereigenen Reaktionen Zeit und Raum zur Eigenregulation zu gewähren. Durch ein antidepressives Medikament wird diese Eigenregulation unterdrückt! Sinnvoller wäre als unterstützende Maßnahme die Förderung der Gallenausscheidung, z. B. mit milden pflanzlichen Medikamenten wie Artischocke. Auch Magnesiumsulfat (Bittersalz) wirkt gallentreibend.

Entsorgungskanal Galle

Gifte, die von der Leber unschädlich gemacht wurden, werden mit der Gallenflüssigkeit in den Darm ausgeschieden. Die Galle wird zuvor in der Gallenblase gesammelt. Sie bewirkt, dass sich Fette in ganz kleine Tröpfchen trennen. So können sie wesentlich besser von den Verdauungsenzymen angegriffen werden. Weiterhin fördert Galle die Darmbewegung, sie wirkt wie ein »Abführmittel«. Daneben muss die Galle als ein wichtiger »Abwasserkanal« des Körpers betrachtet werden (neben dem Urin).

Die Gallenflüssigkeit tritt im obersten Dünndarmabschnitt zum Nahrungsbrei hinzu. Stockt nun der Weitertransport im Darm, z. B. aufgrund einer Verstopfung, dann ruhen die Gifte länger im Körper, können auf lange Sicht die Darmwand schädigen und auch ins Blut wieder übertreten. Die gelblichen Gallenfarbstoffe werden dann an der Haut sichtbar. Die Gallenflüssigkeit besteht aus Gallensäuren, Lezithin und Cholesterin. Überschreitet der Cholesterin-Anteil ein bestimmtes Verhältnis, dann bilden sich Steine.

»Bösewicht« Cholesterin?

Cholesterin stammt nicht nur aus der Nahrung, sondern wird zu vier Fünfteln im Körper selbst gebildet, z. B. als Grundstoff für Hormone. Werden die Hormone nach »Gebrauch« wieder abgebaut, entsteht wieder Cholesterin. Frauen haben viel häufiger als Männer Gallensteine, weil z. B. bei Schwangerschaften große Mengen Cholesterin anfallen und dazu der Gallenabfluss durch die wachsende Frucht behindert wird. Sie sehen daran, dass der Cholesterinspiegel nicht immer mit den Frühstückseiern zu tun hat! Unter der Mayr-Kur sinkt ein erhöhter Cholesterinspiegel ab.

Arterienverkalkung

Blutfette erfüllen wichtige Funktionen im Körper. Steigt ihre Konzentration bei Fehlernährung an, dann sind auch diese erhöhten Blutfette als Schlacken anzusehen. Sie steigern die Gefahr einer Arteriosklerose. Zu viel Fett aus der Nahrung wird in winzig kleinen Tröpfchen durch die Adern transportiert – das kann so weit gehen, dass das Blutserum kurz nach einer fettreichen Mahlzeit weiß wie Sahne aussieht. Dadurch wird das Blut dickflüssiger, es erreicht schlechter die Zellebene, die dadurch weniger mit Sauerstoff versorgt wird und ihre Abfallstoffe schlechter abgeben kann. Der Körper versucht, sich von diesem »Ballast« zu befreien, indem er Fettsubstanzen in den Arterienwänden ablagert. Sie schwimmen dann nicht mehr im Blut, das dadurch viel besser die haarfeinen Kapillaren passieren kann. Allerdings verstopfen auf lange Sicht die Arterien. Diese Vorgänge führen zu den Gefäßveränderungen bei Angina pectoris, bei der Verstopfung der Herzkranzgefäße, die bis zum Herzinfarkt führen kann, wenn nämlich gar kein Blut mehr zum Herzmuskel gelangt; weiterhin zu Durchblutungsstörungen des Gehirns, die sich in Konzentrationsstörungen bis hin zum Schlaganfall äußern können.

An den Beinen führt die Arterien»verkalkung« zur Schaufensterkrankheit: Man kann nur noch wenige Schritte gehen, dann reicht der Blutfluss nicht mehr aus. Schmerzen treten auf, man muss stehen bleiben (am besten lässt sich das verbergen, indem man so lange ein Schaufenster betrachtet, bis der Schmerz wieder nachlässt – daher der Name).

Bei diesen Durchblutungs- und Fettstoffwechselstörungen renoviert eine Mayr-Kur den Stoffwechsel, so dass das Fortschreiten der Krankheit aufgehalten oder sogar zurückgedreht wird.

Harnsäure

Ein Stoffwechselprodukt, das sich an unpassenden Stellen (z. B. dem Großzehengelenk) ablagert und dort zum Gichtanfall führt, ist die Harnsäure. Sie entsteht vorwiegend beim Abbau zellkernreicher Gewebe und fällt bei ererbter Veranlagung vermehrt an. Die Veranlagung allein ist niemals Auslöser, bei Engländern beispielsweise ist bei 100 % die Veranlagung anzutreffen, dennoch leidet nicht jeder unter einem zu hohen Harnsäurespiegel. Als Auslöser kommen z. B. ungewohnte Bewegung, falscher Säure-Basen-Haushalt in der Ernährung, Alkohol, zu geringe Flüssigkeitszufuhr, verstärkter Gewebszerfall wie bei plötzlicher Bettlägerigkeit oder im Fasten in Betracht. Die Harnsäure fällt in Form von Kristallen aus, wenn ihre Konzentration im Blut ein bestimmtes Maß überschreitet. Diese Kristalle lagern sich in den Schleimhäuten der Gelenkkapseln ab und führen zum typischen Gichtschmerz.

Wenn bei Ihnen eine Veranlagung zu Gichtanfällen bekannt ist, dürfen Sie eine Fastenkur nur unter ärztlicher Begleitung durchführen!

Milchsäure

Schmerzen werden durch Säuren verursacht. In harmlosen Fällen z. B. durch die Milchsäure, die Muskelkater hervorruft. Milchsäure entsteht bei Muskelarbeit dann, wenn nicht genügend Sauerstoff zur Verfügung steht. Und das ist noch schneller der Fall, wenn die Verdauung beeinträchtigt ist und dadurch vermehrt Gärungssäuren anfallen, die den Säure-Basen-Haushalt ohnehin schon belasten.

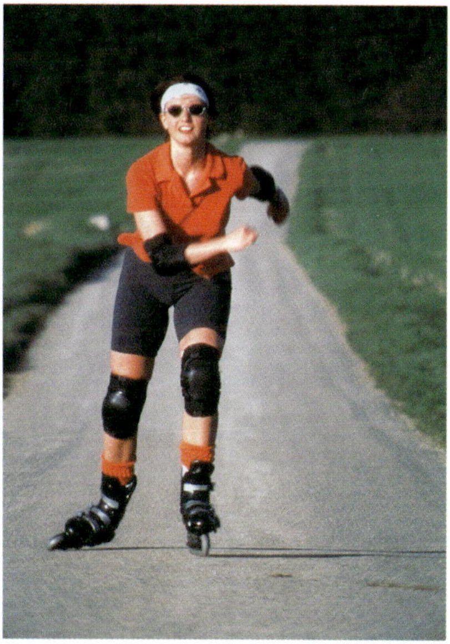

Auch Bewegung muss angemessen dosiert werden!

Säure-Basen-Haushalt

Die Säureüberlastung steht im engen Zusammenhang mit der Verdauung. Bei einem normalen Verdauungs- und Stoffwechselvorgang, der ja der Energiegewinnung dient, entsteht die leicht flüchtige Kohlensäure, die der Körper über die Atemluft entsorgt. Läuft aber ein Stoffwechselvorgang unter Ausschluss von Sauerstoff ab, fallen kaum abatembare, also schwer flüchtige Säuren an, die den Körper belasten.

Bei allen Vorgängen, die mit Schmerzen einhergehen, ist eine erhöhte Säurebelastung zu beobachten: beim Herzinfarkt, bei Muskel- und Gelenkschmerzen. Bei allen Entzündungsvorgängen ist der Stoffwechsel gesteigert, erkennbar an einer vermehrten Durchblutung (Schwellung, Rötung, Überwärmung). Gleichzeitig wird vermehrt Säure produziert. Die Säure wiederum fördert die Durchblutung, um den Abtransport dieser Stoffwechselschlacken(-endprodukte) zu unterstützen, aber im Falle schwer flüchtiger Säuren häufen sie sich dennoch im Organismus an.

Da es sich um natürliche Vorgänge handelt, verfügt der Körper über ein ganzes Arsenal an Gegenmechanismen, um den Säure- und Basen-Haushalt in engem Rahmen konstant zu halten. Dabei muss er aber auf eine naturgemäße Ernährung zurückgreifen können, sonst kann der Körper aus dem Gleichgewicht geraten.

Säure-Neutralisation im Körper

Das Regulationsprogramm sieht beispielsweise so aus, dass aus den Knochen Kalzium freigesetzt wird, um die Säuren zu »neutralisieren«. Als akute Maßnahme ist dagegen nichts einzuwenden, wenn der Körper das Defizit später durch ein erhöhtes Kalziumangebot ausgleichen kann. Schließlich bieten die Knochen einen riesigen Kalziumvorrat, der sich nicht innerhalb eines kurzen Zeitraums erschöpfen lässt. Leider bietet unsere gängige Ernährung aber erstens pausenlos säurebetonte Kost an, und zweitens ist die Kalziumzufuhr nicht zufrieden stellend. Auch die Säureabatmung ist aufgrund des verbreiteten Bewegungsmangels unzureichend, und eine allgemein viel zu niedrige Trinkmenge verschlechtert die Situation weiterhin. Deshalb wird bei einer ausgewogenen Kost nach Mayr-Prinzipien immer auf Reichtum an Milchprodukten (Kalziumlieferanten!) und auf eine vermehrte Zufuhr von Basen in der Nahrung geachtet (Säure- und Basengehalt der Nahrungsmittel s. Übersicht Seite 60).

Säuren- und Basengehalt in der Nahrung

Für die Bewertung ist die Säure- und Basenbildung bzw. -überschüssigkeit im Organismus maßgeblich. (Saure) Zitronen wirken im Organismus z. B. basisch, da die gebildeten Säuren leicht flüchtig sind und Basen zurückbleiben.

Eine Säurekrankheit: Osteoporose

Die Osteoporose, die heute erschreckend zunimmt, kann in höherem Alter zu körperlichen Beschwerden, zu starken Schmerzen und gefährlichen Knochenbrüchen führen. Ursache ist ein Verlust der Knochensubstanz aufgrund verschiedener Faktoren.
Hormone wie das weibliche Geschlechtshormon Östrogen, Vitamin D, Kalzium, Säure-Basen-Haushalt und Bewegung sind die Faktoren, die auf den Knochenstoffwechsel den größten Einfluss haben. Muss das basische Mineral Kalzium dazu herangezogen werden, den Säure-Basen-Haushalt im Gleichgewicht zu halten, dann wird es aus den Knochen abgezogen. Treten weitere belastende Faktoren hinzu wie Bewegungsarmut, Abfall des Östrogens in den Wechseljahren usw., dann wird die Knochen-Entmineralisierung kritisch, eine Osteoporose tritt ein.

In jungen Jahren beruht eine Entmineralisierung hauptsächlich auf Kalziummangel und säureüberschüssiger Ernährung bzw. einem zur Säureseite verschobenen Gleichgewicht, wie es z. B. während der Schwangerschaft der Fall ist. In diesem Fall holt sich der Körper das notwendige Kalzium aus den Zähnen (»jedes Kind kostet einen Zahn«), da die übrigen Knochen beansprucht werden. Im höheren Alter wird Kalzium z. B. aus den Wirbelknochen und aus dem Oberschenkelhals freigesetzt. Hier treten dann Knochenbrüche schon aus geringem Anlass auf. Ebenso ist häufig der Kiefer betroffen.

Ein ganzheitliches Vorsorgeprogramm gegen Osteoporose umfasst also Bewegung, Sonnenlicht (das zur Bildung von Vitamin D führt), kalziumreiche und basenbetonte Ernährung (80 % Basen bei 20 % Säuren) sowie eine Verbesserung des Säureabtransportes aus den Geweben durch Ernährung nach Mayr-Richtlinien.

Basenbetonte Kost ist besonders bei entzündlichen Krankheiten wichtig, z. B. bei den entzündlichen rheumatischen Krankheiten, aber auch bei anderen Krankheiten, bei denen das lokale Säure-Basen-Gleichgewicht gestört ist, z. B. der Migräne.

Basenreich

- Alle Gemüse bis auf Rosenkohl, Artischocke
- Pilze
- Kartoffeln
- Weiße Bohnen
- Alle Obstsorten
- Soja (Granulat und -produkte
- Milch (auch Ziegen-, Schaf-, Buttermilch)
- Molke
- Kräutertees bis auf säurehaltige wie Malven-, Hagebutten-, Früchtetees

(Etwa) Neutral

- Mandeln, Haselnüsse
- Knäckebrot, Zwieback, Vollkornknäcke
- Nudeln
- Butter, Sahne

- alle Kombinationen aus basischen und sauren/säurebildenden Nahrungsmitteln

Säurereich

- Alle Fleisch- und Wurstsorten
- Alle Fischsorten, Meeresfrüchte
- Milchprodukte: Alle Hartkäse, Quark
- Getreide und Getreideprodukte, Brot
- Buchweizen
- Reis
- Erd-, Para-, Walnüsse
- Margarine
- Rosenkohl
- Artischocken
- Dosengemüse
- Konserviertes Obst (auch Marmelade)
- Schokolade, Süßwaren aller Art

- Kaffee, Schwarztee
- Alkoholika

- Alles in Hast Verzehrte!

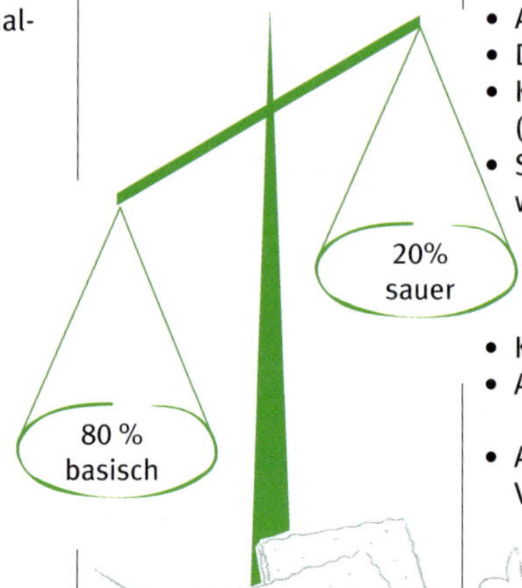

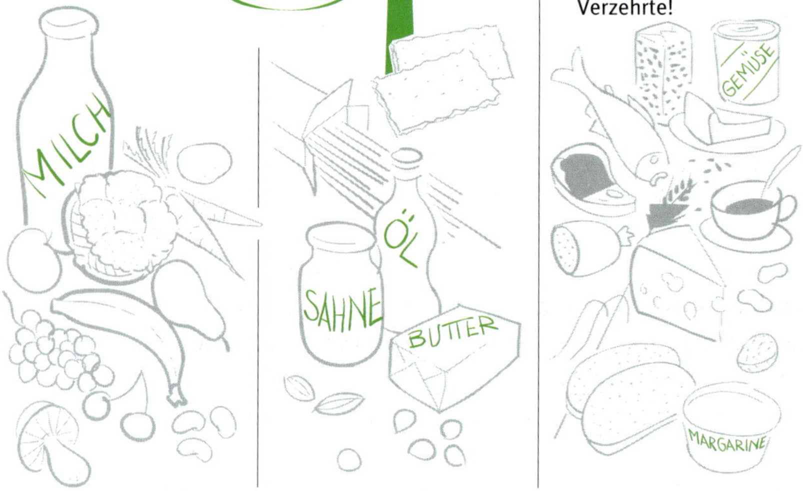

Säure- und basenreiche sowie neutrale Nahrungsmittel

Welche Nahrung ist säurebetont? Fleisch, Wurst und Käse führen zur Bildung schwer flüchtiger Säuren. Dazu kommt, dass wir sehr oft gestresst sind, worauf der Körper ebenfalls »sauer« reagiert, da er unter Zeitdruck und daher mit unzureichendem Sauerstoffangebot arbeiten muss. Genauso wirkt sich ein hastig heruntergeschlungenes Essen aus, selbst wenn es sich um Blumenkohl aus dem Garten, also gesundes, basenbetontes Gemüse handelt!

Weitere Säurelieferanten sind Kaffee, schwarzer Tee, Zucker und Feinmehle, die in Süßwaren, Weißbrot, Kuchen enthalten sind. Wegen der Säurebelastung und dem Zusammenhang mit dem Kalziumspiegel wird Zucker deshalb als »Kalkräuber« bezeichnet. Noch etwas wird Sie erstaunen: die zeitweise so hochgelobte Körnerkost ist ebenfalls stark säureüberschüssig. Körner enthalten zwar unzweifelhaft sehr viele Nährstoffe, aber sie sind schwer verdaulich, und wenn Sie sich bisher kaum damit anfreunden konnten, wissen Sie auch, warum: Ihr Körper wusste es besser!

Scheingesundheit

Sie haben nun einen kleinen Einblick in die Funktion des Stoffwechsels erhalten. Wir können es so zusammenfassen: Zeitgerecht aufgeschlossene Nahrung wird optimal zu den vom Körper benötigten Bausteinen verarbeitet. Wenn ausreichend Sauerstoff dazukommt, findet die ideale Ernährung der einzelnen Zelle statt. Die Endprodukte dieser Verstoffwechselung sind Substanzen, die der Körper für seine Funktion braucht, weiterhin Energie, die der Zelle für ihre hochspezialisierten Funktionen zur Verfügung stehen muss, und mehr oder weniger leicht zu beseitigende Endprodukte, die abtransportiert und möglichst bald ausgeschieden werden müssen. Zur Entsorgung müssen sie zuerst einmal aus der Zelle ins Blut gelangen, dann werden sie in Leber oder Niere ausscheidungsfähig gemacht und gelangen über die Galle bzw. über die Niere nach außen. Ist dieser optimale Stoffwechselweg nicht gangbar, weil die Bedingungen dafür nicht geeignet sind, versucht der Körper es auf Umwegen. Sie führen nur zu einem »suboptimalen«, also weniger als optimalen

Ergebnis. Wenn dieser suboptimale Zustand nur vorübergehend anhält, ist kein Schaden zu befürchten, denn die körpereigenen Regulationsverhältnisse können so etwas auf einen längeren Zeitraum gesehen ausgleichen. Hält der Zustand aber über längere Zeit oder sogar dauerhaft an, dann wird der Organismus früher oder später beeinträchtigt.

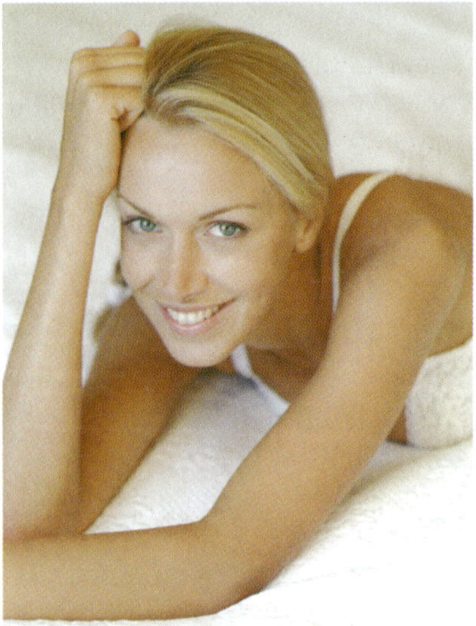

Gesund oder scheingesund ist hier die Frage.

So lange wir das noch nicht spüren, fühlen wir uns gesund, sind aber tatsächlich nur noch scheingesund. Sobald sich Symptome bemerkbar machen, spricht man zunächst von »Befindlichkeitsstörungen«: Der Körper sendet zwar unmissverständliche Alarmsignale aus, aber es sind noch keine fixierten Veränderungen, z.B. bei den Blutwerten, festzustellen. Schulmediziner sprechen erst dann von Krankheit, wenn nach ihren Kriterien objektiv messbar etwas verändert ist, also beispielsweise die Leberwerte angestiegen sind. Mayr-Ärzte verfügen über eine sehr subtile Diagnostik, durch die bereits der Zustand der Scheingesundheit festgestellt wird.

Krankhaftes Zu viel – Krankhaftes Zu wenig

Abfallstoffe im Gewebe behindern den Nähr- und Sauerstofftransport in die Zelle, weil sie die Strecke verlängern, die diese Stoffe zurücklegen. Weitere Auswirkungen kommen hinzu: Sobald ein Gift in den Körper gerät, versucht er es schnellstmöglich wieder loszuwerden. Wir kennen das von der ersten Tasse Kaffee oder der ersten Zigarette unseres Lebens: Die erste Tasse Kaffee bewirkte Herzklopfen, einen gesteigerten Harndrang und einen beschleunigten Weitertransport des Darminhaltes, möglicherweise begleitet von Bauchschmerzen (Krämpfen). Auch nach der ersten Zigarette muss man ganz schnell ein gewisses Örtchen aufsuchen, erlebt einen Schweißausbruch und wird blass um die Nase. Alle diese Erscheinungen kommen durch eine gesteigerte Reaktion auf das Gift zustande. Die Schädigung durch das Gift wird durch erhöhte Zellaktivität kompensiert. Die Zellen werden in Alarmbereitschaft versetzt.

Mayr-Ärzte nannte dieses Stadium das krankhafte Zu viel. Zu viel ist die Herzschlagfolge, die Spannung im Darmbereich, die Durchblutung, die Ausschüttung der Verdauungssäfte und die Ausscheidung über die Drüsen in der Haut. Damit versucht der Körper, den Giftangriff auszugleichen. Aber auf Dauer kann niemand ungestraft ständig ein Zu viel erbringen; die Reserven erschöpfen sich, und der Zustand des krankhaften Zu wenig tritt ein: Die Durchblutung wird gedrosselt, der Darm wird schlapp, die Sekretion über Talg- und Schweißdrüsen nimmt ab.

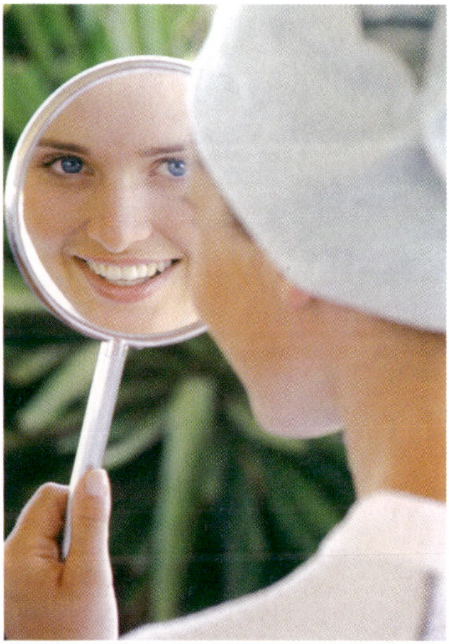

Das Spiegelbild verrät einiges über bereits deponierte Schlacken.

Ein Blick in den Spiegel

Sie sollen vor Kurbeginn davon überzeugt sein, dass Sie vom Fasten profitieren werden. Daher sind nun Sie selbst an der Reihe! Betrachten Sie sich genau im Spiegel und prüfen Sie, ob auch bei Ihnen Zeichen des krankhaften Zu viel und des krankhaften Zu wenig zu beobachten sind. Die Grenzen sind, wie bei jedem lebenden Organismus, fließend, sodass in einigen Punkten möglicherweise noch ein krankhaftes Zu viel besteht, in anderen bereits das krankhafte Zu wenig.

Checkliste

Zeichen für ein krankhaftes Zu viel

Kopf und Hals

- Fettige und »widerspenstige« Haare (die Talgdrüsen sondern übermäßig Sekret ab; widerspenstige Haare beruhen auf einer gesteigerten Tätigkeit der winzigen Muskeln, die an jedem Haarbalg sitzen).
- Eher fette, grobporige Haut (übermäßige Talgproduktion; verstärkte Einlagerung schädlicher Substanzen)
- Gesteigerter Tränenfluss (sinnvoll zur Entgiftung)
- Gequollenes Haut- und Unterhautgewebe und volles Gesicht (»Mondgesicht«) deuten darauf hin, dass der Körper störende Substanzen in die Unterhaut verschiebt. Bei vitalen Menschen reicht die Muskelkraft aus, um das gesteigerte Gewicht zu halten. Haut und Unterhaut können in diesem Fall reichlich toxische Abfallprodukte aufnehmen.
- Blasse Haut (erhöhte Muskelspannung in den Blutgefäßen)

Rumpf

- Gesteigerte Schweißproduktion und unangenehmer Körpergeruch
- Entzündungen an Stellen mit Haut-Haut-Kontakt (unter den Achseln, den Brüsten oder in der Leiste; Hinweis auf eine hohe Giftausscheidung über die Drüsen. Während einer Mayr-Kur können diese Symptome noch zunehmen, bessern sich aber fortschreitend mit zunehmender Entgiftung.)
- Hochgezogene Schultern (auch einseitig), »kerzengerade« Haltung durch eine übermäßig angeregte Muskulatur
- Harte Muskelpartien durch vermehrte Säureeinlagerung. Ein harter, verspannter Bauch ist der Versuch, durch Überaktivität der zunehmenden Ermüdung entgegen zu steuern.

Nervensystem

- Gesteigerte Erregbarkeit, Überaktivität, »Nervosität«, Unzufriedenheit, Unruhe (zwar gilt als selbstverständlich, dass ein seelisches Ungleichgewicht zu körperlichen Symptomen wie Muskelverspannung führen kann. Umgekehrt kann aber auch eine körperliche Unausgeglichenheit psychische Auffälligkeiten hervorrufen.)

Anzeichen für ein krankhaftes Zu wenig

Kopf, Gesicht

- Stumpfe, glanzlose, »platte« Haare
- Eingefallene Gesichtszüge, hängende Hautpartien, ein Doppelkinn (Zeichen für geschwundene Vitalitäts-Reserven)
- Sichtbare Äderchen im Gesicht (Couperose = Lähmung der Blutgefäß-Muskulatur)
- Trockene, schlaffe Haut (keineswegs unausweichliche Folge des Alterungsprozesses! Eine Mayr-Kur kommt durch eine spürbare Verbesserung der Hautdurchblutung immer auch der Schönheit zugute – echte Schönheit kommt von innen). Hautfalten deuten auf einen fortgeschrittenen Ermüdungsprozess hin, aber selbst im fortgeschrittenen Alter kann dieser Prozess noch teilweise rückgängig gemacht werden.

Rumpf

- Schlaffer Darm und Verstopfung (Darm-Ermüdung)
- Hervortretender Bauch (Ermüdung der Bauchwandmuskulatur, oft auch Schwäche des Beckenbodens, »Senkungsbeschwerden«)
- Eingesunkene Haltung (Hinweis auf eine zunehmende Schwäche und Ermüdung der Muskulatur)

Nervensystem

- Verlangsamung, Müdigkeit und Depression. Depressionen sind im Alter sehr weit verbreitet und verbergen sich zum Teil hinter körperlichen Symptomen (Herz-, Atembeschwerden, Appetitlosigkeit, Gewichtsabnahme u. a.).

Krankheiten aus der Sicht Mayrs

Bei verschiedenen Krankheiten besteht ebenfalls ein gestörtes Gleichgewicht, ein krankhaftes Zu viel und Zu wenig: Entzündungsreaktionen bei chronischem Rheumatismus sind eine Reaktion auf störende Ablagerungen in Gelenken oder Muskulatur. Bei der Migräne sind die Blutgefäße im Kopfbereich teilweise enger gestellt, teilweise viel zu stark erweitert. Die Durchblutung gerät völlig außer Kontrolle. Durch sinnvolle Ernährung nach Mayr-Gesichtspunkten wurden hier schon zahlreiche Heilungen erzielt, die auch einer wissenschaftlichen Überprüfung unterzogen wurden (z. B. durch die Hindelanger Migränestudie). Ähnlich verhält es sich mit Spannungskopfschmerz. Bei zu niedrigem und zu hohem Blutdruck liegt das krankhafte Zu wenig bzw. Zu viel klar auf der Hand, ebenso bei den so genannten funktionellen Herzbeschwerden mit Herzrasen und Rhythmusstörungen. Aber auch zahlreiche Magen-Darm-Krankheiten, hormonelle Störungen und Hautleiden lassen sich direkter und besser durch eine vernünftige Ernährung (und das bedeutet, wie Sie bereits wissen, nicht nur Nahrungsmittelauswahl!) behandeln als durch Medikamente, die oftmals wiederum nur den Körper zu etwas zwingen, das er nicht zu leisten vermag.

TIPP

Wenn Sie unter einer der genannten Beschwerden leiden, ist eine strengere Mayr-Kur-Form ausschließlich unter ärztlicher Aufsicht sinnvoll. Der Grund liegt nahe: Wenn Sie bereits eine Krankheit haben, dann noch vermehrt Gifte ausscheiden und vom krankhaften Zu wenig ins krankhafte Zu viel vorwärts schreiten, könnten die körpereigenen Reserven überschritten werden. Unter ärztlicher Anleitung profitieren Sie jedoch bei den genannten Krankheitsbildern immens von einer Mayr-Kur.

Entgiftung durch Fasten

Wenn die Stoffwechsel-Leistung beeinträchtigt ist, häufen sich »Schlacken« an. Diese Stoffe versucht der Körper mit allen Mitteln unschädlich zu machen: er deponiert sie an »unauffälligen« Stellen. Zunächst sammeln sie sich z.B. im Fettgewebe, das nur träge am Stoffwechsel teilnimmt. Wissenschaftlich wurde belegt, dass durch Abbau von Fettgewebe solche Giftstoffe wieder freigesetzt werden.

Das deutet auf den Weg hin, wie Sie Ihre Deponien entleeren und die Symptome des krankhaften Zu wenig bzw. Zu viel zurückdrehen können: Lenken Sie dieses Freiwerden, indem Sie das verschlackte Gewebe einschmelzen oder besser an den Stoffwechsel anbinden (durch gesteigerte Durchblutung/Sauerstoffversorgung). Freiwillig leistet das der Körper nicht, Sie müssen ihn dazu bringen. Stellen Sie das Nahrungsangebot von außen ein, fasten Sie, dann schaltet der Körper auf sein Ernährungsprogramm von innen um. Dabei hält er sich vornehmlich an die Zellen, die ihn stören, belasten oder die er am ehesten entbehren kann. Sobald die Gifte freigesetzt werden, können Sie den anderen Ausscheidungsorganen (Leber, Niere, Darm, Haut) zugeführt und eliminiert werden.

Ein zu umfangreicher Anfall an Giftstoffen kann Sie jedoch krank machen. Die Entgiftung muss daher streng dosiert ablaufen, sonst tritt eine Kurkrise ein (siehe Seite 84). Wer bereits spürbar krank ist, darf wegen des Freiwerdens von »Schlacken« nur unter ärztlicher Aufsicht fasten.

Verbessern Sie die Sauerstoffversorgung!

Um die Ausscheidung von Schlacken oder Stoffwechsel-Endprodukten zu fördern, sollte die Sauerstoffversorgung verbessert werden, denn dann laufen alle Zellfunktionen besser ab, auch die der Entgiftung. Zur intensivierten Sauerstoffzufuhr muss die Atmung verbessert werden, und die wird entscheidend vertieft, wenn nicht die Verhältnisse im Bauch dagegen wirken (s. S. 40 ff). Das bedeutet: Den Darm sanieren, mit einer Säuberung des Darms und anschließendem Minderangebot an Nahrung (Fasten), damit der Darm wieder an eine geregelte Funktion gewöhnt wird, sich erholen und anschließend kräftigen kann. Geboten wird dies durch eine Fasten- oder Milch-Semmel-Kur nach Mayr, bei zarteren Personen auch durch eine mildere Kurvariante nach ärztlicher Verordnung und Überwachung.

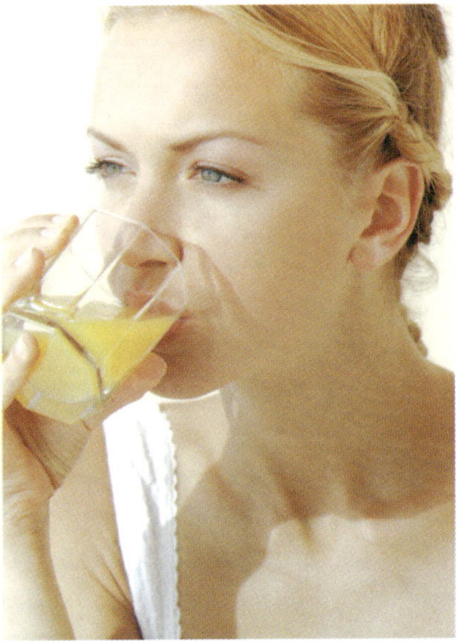

Allein schon reichliches Trinken entschlackt!

Förderung des Abtransports

Als Nächstes wird der Abtransport von schädlichen und störenden Stoffen gefördert, in dem sie mobilisiert und den Entgiftungsorganen zur Ausscheidung angeboten werden. Dazu sind sie in der Lage, wenn sie vom üblichen »Tagesgeschäft« entlastet sind. Im Fasten greift der Organismus auf seine Depots zurück, die nun gezielt Unnützes und Belastendes freigeben. Hierzu gehören Ablagerungen in Gelenken, Arterien und im Zwischenzellgewebe. Nur wenn Fett eingeschmolzen wird, können auch die dort befindlichen fettlöslichen Schadstoffe freikommen und ausgeschieden werden. Damit die Ausschwemmung der »Schlacken« klappt, ist es äußerst wichtig, Transportmittel für die freigesetzten Gifte anzubieten. Das bedeutet eine deutlich gesteigerte Flüssigkeitszufuhr.

TIPP

Unter »Flüssigkeit« fällt hierbei nur biologisch sinnvolle Flüssigkeit: Wasser (z. B. Heil-, aber auch gutes Quell- oder Leitungswasser, kohlensäurearmes Mineralwasser) und dünn gebrühte Kräutertees. Wählen Sie normal gebrühte Kräutertees, haben Sie zwar möglicherweise eine medikamentenähnliche Wirkung, aber Ihr Transportmittel ist schon von den arzneiwirksamen Stoffen besetzt und nimmt weit weniger Schadstoffe mit. Im Fasten können stärker gebrühte Tees darüber hinaus Darnkrämpfe auslösen. Das für Sie geeignete tägliche Quantum an Flüssigkeit entnehmen Sie bitte Tabelle 1 (S. 90).

Entgiftungswege

Für die Entgiftung sind nicht nur Leber und Niere zuständig, sondern auch die Haut, die Schleimhäute und sogar die Lunge. Die Entgiftung über die Haut fördern Sie z. B. durch Dreiviertel- oder Teilbäder, Wechselduschen, Sauna und Trockenbürsten (s.S. 125 ff), die Abgabe von Giften aus der Atemluft durch viel Bewegung an der frischen Luft. Vorsicht aber vor Übertreibungen! Zu viel bringt Sie schnell wieder in Sauerstoffnot und begünstigt damit einen Anstieg des Milchsäurespiegels. Damit haben Sie dann schon wieder ein unerwünschtes Abfallprodukt.

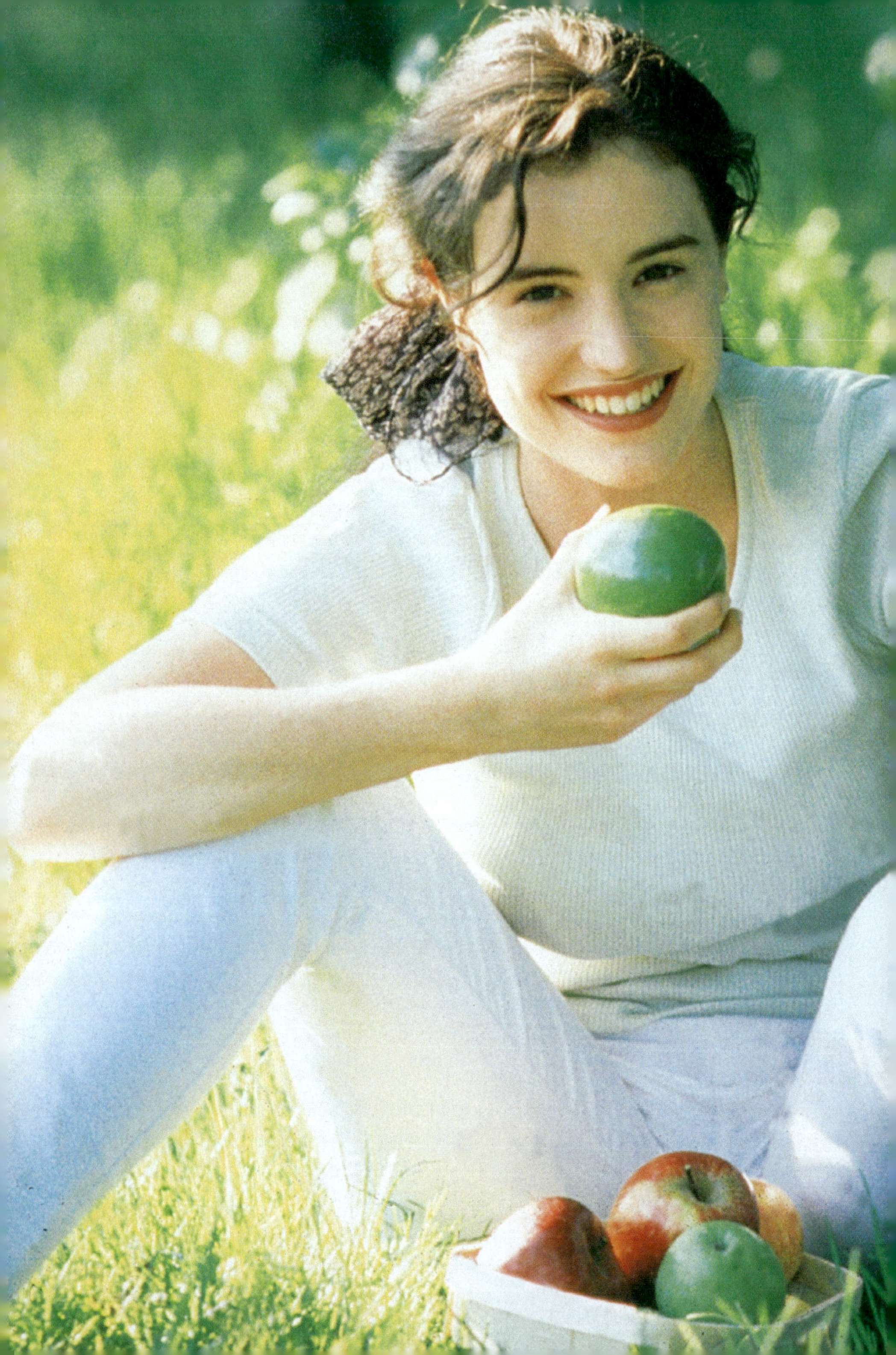

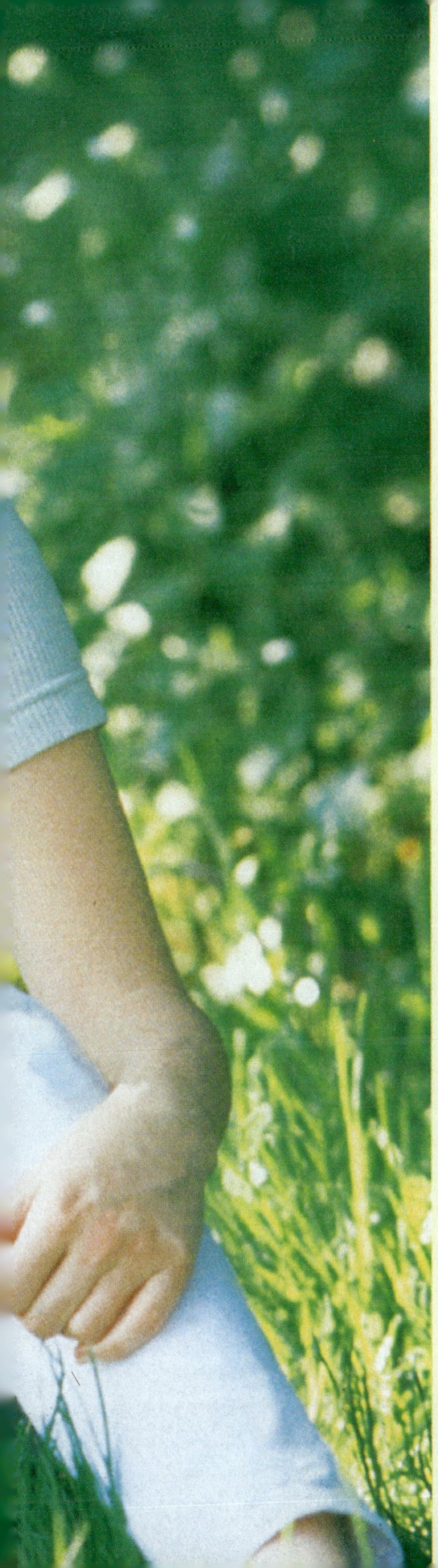

Die Mayr-Kur konkret

Ob Kurzfasten zu Hause oder Heilfasten in der Klinik, hier erfahren Sie alles über die richtige Wahl der für Sie am besten geeigneten Mayr-Variante, wie sie wirkt und bei welchen Krankheiten sie hilft.

Die klassische Mayr-Kur mit allen ihren positiven Auswirkungen auf die Gesundheit lässt sich nur unter Begleitung durch einen Mayr-Arzt durchführen, im Idealfall in der Klinik. Unter dieser Voraussetzung können Sie das für Ihre Gesundheit Optimale aus einer Fastenzeit gewinnen. Aber auch der Erfolg einer kürzeren Kur in eigener Regie kann recht überzeugend sein, weshalb man gesunden Menschen empfehlen kann (und muss), regelmäßig zu fasten. Durch eine zu Hause durchgeführte kurze Kur nach diesem Ratgeber erhalten Sie einen Eindruck davon, was eine systematisch durchgeführte Kur bei Ihnen bewirken könnte, wie schnell Sie trotz eingeschränkter Nahrungsaufnahme »aufleben«.

Die ärztlich begleitete Mayr-Kur, aus der Sie den bestmöglichen Gewinn ziehen, sollte drei Wochen oder mehr betragen. Eine Kur besteht nicht nur aus den eigentlichen Fastentagen, sondern wird durch eine Vorkur eingeleitet, die den Einstieg erleichtert. Danach folgen bei Fasten unter ärztlicher Aufsicht einige strenge Fastentage (je nach Konstitution und verfügbarer Zeit), dann meistens 1–3 Wochen einer Milch-Semmel-Kur, bei der Sie während des Entgiftens schon die richtige Esskultur lernen. Der Nahrungsaufbau ist der dritte Baustein des Fastens, der ebenso wichtig ist wie die Fastenphase selbst.

Folgende Kurprinzipien werden unterschieden:

- das vorbeugende Fasten bei Gesunden (auch in Eigenregie)
- das Heilfasten bei Kranken (nur unter ärztlicher Begleitung)

Wer darf eine Mayr-Kur machen?

Jeder Einzelne profitiert, wenn er die Prinzipien nach Mayr befolgt. Von Ihrem Gesundheitszustand und Ihrer körperlichen Konstitution hängt dann ab, wie streng Sie vorgehen können. Nur bei wenigen raten Mayr-Ärzte vollständig von einer Kur ab.

Wenn Sie ab heute an die Mayr-Regeln denken, verhindern Sie schon ohne Fasten, dass sich allzu viele neue Gifte bilden, und entlasten so Ihren

Für welche Kur bin ich geeignet?

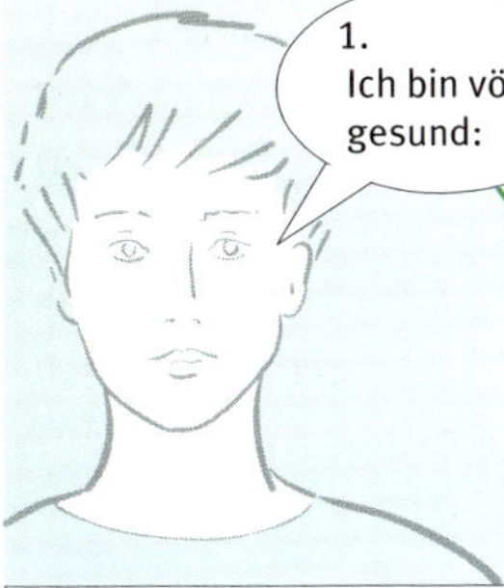

1.
Ich bin völlig gesund:

ja →

3.
Ich kann mich wenigstens eine Woche von beruflichen und familiären Verpflichtungen freimachen:
→ „Schnupperkur" zu Hause geeignet

4.
Ich empfinde die Notwendigkeit länger zu fasten:
→ ambulante, ärztlich begleitete Kur geeignet

nein →

2.
Ich leide an folgender Krankheit:

• Stoffwechselkrankheit (z. B. Übergewicht, Fettsucht, Alterszuckerkrankheit, Gicht)	Stationäre Kur (beste Erfolgsaussichten!)
• Krankheiten der Verdauungsorgane, Störungen an Magen, Darm, Gallenblase, Leber, Bauchspeicheldrüse	Ambulant/stationär je nach Einschätzung des Arztes
• Chronische Verstopfung • Rheumatische Krankheiten (Muskel- und Gelenkrheuma) Wirbelsäulenleiden	Stationäre Kur bringt anhaltenderen Erfolg
• Krankheiten von Herz und Kreislauf: niedriger/erhöhter Blutdruck, beginnende Arterienverkalkung, Krampfaderleiden, Schwindel, Ohrensausen • Hautkrankheiten wie Akne, Neurodermitis, Schuppenflechte, Nesselsucht • Krankheiten der Atemwege wie chronische Bronchitis, Asthma, chronische Nebenhöhlenentzündung • Frauenkrankheiten, z. B. Störungen der Regelblutungen, Wechseljahrbeschwerden, chronische Unterleibsentzündungen, unerfüllter Kinderwunsch • Erkrankungen des Nervensystems: „Nervosität", Schlafstörungen, Migräne, Kopfschmerzen	Ambulant/stationär nach Einschätzung des Arztes. Bei Medikamentenpflichtigkeit stationär (Medikamente erübrigen sich oft nach der Kur!)
• Bösartige Leiden • Seelische Labilität, Überforderung, Erschöpfung • Depressionen • Eingeschränkte Nierenfunktion • Stark eingeschränkte Leberfunktion • Ich habe kürzlich eine akute Krankheit durchgemacht • Ich bin im Beruf stark gefordert • Ich bin vom Sinn des Fastens nicht überzeugt/habe davor Angst	**Fastenkur nicht geeignet**
Einen dem Fasten gegenüber aufgeschlossenen Arzt finde ich in meiner Nähe nicht	Stationäre Kur

Testen Sie, für welche Kur Sie geeignet sind!

Körper. Es reicht indessen meist nicht, bloß darauf zu verzichten, neuen Abfall in den Organismus hineinzutragen, man muss auch den vorhandenen entsorgen. Dazu dient die Fastenphase. Wie streng Sie dabei vorgehen, ist nicht festgelegt; Sie können einfach die Abendmahlzeit reduzieren, sie ganz weglassen oder eine strengere Diätform wählen, z. B. die

Checkliste

Wer darf die ambulante Milch-Semmel-Kur machen?

Alle,
- die sich gesund fühlen
- die nicht körperlich oder seelisch erschöpft sind
- die nicht an Depressionen leiden
- die keine Medikamente nehmen
- die bei der Arbeit kürzer treten können (ein Urlaub wäre ideal)

Wer darf die ambulante Milch-Semmel-Kur nicht ohne ärztliche Aufsicht durchführen?

Alle,
- die bereits krank sind
- die Medikamente nehmen
- die an einem bösartigen Leiden erkrankt sind
- die seelisch unausgeglichen sind
- die an Depressionen leiden
- die kürzlich eine Krankheit durchgemacht haben
- die im Beruf stark gefordert sind
- die an einer eingeschränkten Nieren- und Leberfunktion leiden

Bei Kindern ist ärztliche Begleitung ebenfalls unabdingbar.

Über die Adressen im Anhang können Sie erfahren, welche Ärztin oder welcher Arzt in Ihrer Nähe eine Therapie nach Mayr durchführt. Aus der Übersicht auf Seite 73 geht hervor, welche Art der Kur für Sie geeignet wäre. Halten Sie aber auf jeden Fall Rücksprache mit Ihrer Ärztin/Ihrem Arzt!

Ableitungsdiät (s. S. 106), die Milch-Semmel-Kur oder das Teefasten. Je strenger Sie sind, desto schneller ist im Allgemeinen der Erfolg sichtbar (desto höher ist jedoch auch die Belastung).

Die Mayr-Kur ist niemals eine Blitzdiät, mit dem Fastenende ist die Kur nicht abgeschlossen. Etwa noch einmal halb so lang, wie Sie gefastet haben, lassen Sie sich für den Nahrungsaufbau Zeit, damit Sie schließlich einen gekräftigten Darm haben, der es mit allen Anforderungen aufnehmen kann, die an ihn gestellt werden.

Sichtbare Effekte der Mayr-Kur

Sie nehmen durch eine Mayr-Kur ab, aber das ist eher ein erfreulicher Nebenbei-Effekt. Auch dass Sie bald in eine kleinere Kleidergröße passen, ist nur ein Rechenexempel. Viel wichtiger als das Körpergewicht ist die Tatsache, dass Sie in allen Geweben die Sauerstoff- und Nährstoff-Versorgung verbessern. Ihre Haut sieht straffer, rosiger und reiner aus, Ihre Laune hebt sich (manchmal bis hin zur Euphorie), die Funktionskreise der Nerven und Hormone werden weit weniger anfällig für Störungen; die Abwehrkraft gegen Infektionen steigt; das Herz wird belastbarer, der Blutdruck nähert sich Normwerten an (zu hoher Blutdruck fällt, niedriger wird stabiler); die Atmung vertieft und die Haltung verbessert sich, und damit verschwinden häufig auch Rückenbeschwerden; das Selbstbewusstsein steigt enorm, weil Sie Souveränität gegenüber vielem gewinnen; eine Wetterfühligkeit verringert sich – kurzum, Sie fühlen sich fit, denn nach einer Kur sind Sie Ihrem Ziel, wirklich gesund und nicht nur scheingesund zu sein, wesentlich näher!

Das müssen Sie wissen

Während der Fastenkur werden Sie sich zum Bäume ausreißen fühlen, aber in der Aufbauphase wird der Höhenflug etwas gedämpft, da nun wieder höhere Anforderungen an den Darm gestellt werden, der sich vorher ausruhen durfte. Den Fastenerfolg spüren Sie dann – bei korrektem Nahrungsaufbau – etwa nach Ablauf der doppelten Kurdauer. Wenn Sie fünf Tage gefastet haben, stellt sich das neue Niveau des Wohlbefindens, das Sie durch das Fasten gewonnen haben, also 10 Tage nach Fastenende ein. Allerdings werden hier auch individuelle Unterschiede, je nach Konstitution, beobachtet.

Heilfasten

Der Arzt kann Mayr-Fasten bei Krankheiten als Therapie einsetzen. Besonders eignet es sich bei folgenden Krankheiten, die auch mit einer gestörten Verdauung in Verbindung stehen:

- Stoffwechselkrankheiten wie Übergewicht, Fettsucht, Alters-Zuckerkrankheit, Gicht
- Krankheiten der Verdauungsorgane, Störungen an Magen, Darm, Gallenblase, Leber, Bauchspeicheldrüse (z. B. Sodbrennen, Geschwüre)
- chronische Verstopfung; Durchfall
- rheumatische Krankheiten (Muskel- und Gelenkrheuma), Wirbelsäulen-Leiden, Arthrose
- Krankheiten von Herz und Kreislauf: niedriger/hoher Blutdruck, beginnende Arterienverkalkung, Krampfadern, offenes Unterschenkel-Geschwür (Ulcus cruris), Schwindel, Ohrensauen
- Hautkrankheiten wie Akne, Neurodermitis, Schuppenflechte, Nesselsucht; Allergien können sich bessern
- Krankheiten der Atemwege wie chronische Bronchitis, Asthma, chronische Nebenhöhlen-Entzündung
- Frauenkrankheiten, z. B. Störungen der Regelblutung, Wechseljahrsbeschwerden, chronische Unterleibsentzündungen und -schmerzen. Ein Versuch kann auch bei unerfülltem Kinderwunsch lohnend sein.
- Erkrankungen des Nervensystems: »Nervosität«, Schlafstörungen, Migräne, Kopfschmerzen

Beispiel Venenleiden: Der venöse Abfluss aus den Beinvenen wird im Bauchraum durch einen schweren, vergrößerten Darm stranguliert und behindert. Eine Mayr-Kur ordnet hier die venösen Verhältnisse.

- **Beispiel Migräne:** Regelmäßig beobachten Migränepatienten im Vorstadium oder während des Anfalls Symptome von Seiten des Verdauungskanals (Übelkeit, Erbrechen, Verstopfung). Sie sind Zeichen eines Ungleichgewichtes im Körper. Folge dieses Ungleichgewichtes ist eine überschießende Reaktion der Blutgefäße im Gehirn, die durch eine Mayr-Kur über den Mechanismus der Befreiung des Körpers von Überflüssigem und Belastendem beeinflusst werden kann.

- **Beispiel Hautleiden:** Sie sind Folge einer Entgiftung über die Haut. Während der Mayr-Kur wird der Körper zur Entgiftung über andere Kanäle angeregt, maßgeblich über den Darm. Nach Giftausleitung bessert sich das Hautbild oft schlagartig und nachhaltig.

- **Beispiel rheumatische Krankheiten und Arthrosen:** Nicht nur die Entlastung der Gelenke durch das reduzierte Gewicht macht sich positiv bemerkbar, sondern hauptsächlich die Verbesserung der Gewebsversorgung mit Sauerstoff und Nährstoffen sowie die nachhaltige Entsäuerung des Körpers. In weniger weit fortgeschrittenen Fällen wird bei konsequenter Einhaltung einer Ernährung nach Mayr oft eine dauerhafte Befreiung von Beschwerden beobachtet. In schwereren Fällen ist es immerhin möglich, einen evtl. anstehenden Operationstermin noch um Jahre aufzuschieben.

TIPP

Im Anschluss an eine komplette Mayr-Kur besteht noch über ein halbes Jahr die erhöhte Bereitschaft Ihres Darmes, die Entgiftungsleistung aufrechtzuerhalten, zu der Sie ihn angeregt haben, selbst dann, wenn Sie nicht ganz konsequent eine Mayr-Ernährung weiter durchhalten können. Diesen Vorteil bieten andere Fastenformen kaum, denn bei ihnen steht die Entlastung, nicht jedoch die Darmreinigung, -schulung und Ableitung über den Darm im Vordergrund.

Eine Mayr-Kur verbindet die gründliche Entschlackung mit einer nachhaltigen Verbesserung der Verdauung. Dem Volksmund zufolge entscheidet der Darm mit über Wohl und Weh: »Die glücklichsten Menschen haben ein schlechtes Gedächtnis und eine gesunde Verdauung« und »Der Darm ist die Wurzel aller Trübsal« (arabisch).

Mayr-Kur – Mayr-Ernährung

Verwechseln Sie bitte nicht die beiden Begriffe Mayr-Kur und Mayr-Ernährung:

Eine Mayr-Kur besteht aus den Elementen

- Darmreinigung
- Entlastung des Darms
- Entlastung des Körpers von unbrauchbaren bis schädlichen Stoffwechselprodukten
- Erlernen einer angemessenen Esskultur
- Ernährungsumstellung

Die Mayr-Ernährung, die Sie im Anschluss an die Kur dauerhaft beibehalten sollten, bezieht sich auf die Esskultur (Seite 22) und die Ernährungsumstellung.

Entlastung des Darms

Wichtigste Komponente der Mayr-Kur ist die Entlastung des Darms. Die Mayr-Kur ist demnach keine reine Fastenkur. Zwar wird wie bei anderen Fastenkuren die Energieaufnahme durch feste Nahrung von außen stark eingeschränkt, und auch der Entgiftungsgedanke ist allen Fastenkuren gemein. Die betonte Entlastung des Darms ist jedoch spezifisch für die Mayr-Kur. Schon während des Fastens wird die richtige Esskultur erlernt. Dafür stehen Milch und Brötchen oder andere darmschonende Nahrungsmittel zur Verfügung.

Die milde Darmreinigung mit Salzlösungen und (oder) Einläufen entlastet den Darm weiterhin (siehe Kapitel »Praxis der Mayr-Kur«). In der ärztlich geführten Kur ist die Bauchbehandlung nach Mayr unverzichtbar, die den Darm und die Leber entstaut, die Selbstreinigung weiter anregt und die Darmbewegungen (Peristaltik) milde fördert.

Umschalten auf Fasten

Fasten als hervorragendes Mittel gegen Zivilisationskrankheiten ist keine Erfindung der Neuzeit. In fast allen Kulturen ist es ein regelmäßiger Lebensbestandteil. Der Organismus ist von Natur aus auf Fastenzeiten eingerichtet und leidet eher darunter, wenn er pausenlos von außen ernährt wird. Ein Regelsystem kann jederzeit die Ernährung von außen auf die Ernährung von innen umstellen. Diese Fähigkeit kann trainiert werden, sodass die Umstellung reibungslos funktioniert. Beim ersten Fasten können jedoch noch Anpassungsschwierigkeiten auftreten, die sich z.B. in Kreislaufschwäche, Konzentrationsstörungen, Kopfschmerzen oder Frösteln äußern. Dagegen helfen jedoch zahlreiche, in der Regel sogar ausgesprochen angenehme Maßnahmen (s.S. 125 ff).

Sobald die Umstellung geglückt ist, ist der Körper nicht weniger leistungsfähig als sonst! Das beweisen die Fastenwanderer, die regelmäßig über nie gekannte Energien während des Fastens berichten.

Das müssen Sie wissen

Das Umschalten vollzieht sich auch sehr stark im Bereich des vegetativen Nervensystems. Im Fasten überwiegt der Nervus vagus (Parasympathikus), der bewahrende, »ruhige« Part des vegetativen Nervensystems. Das ist der Grund, warum Sie während des Fastens alles langsamer angehen müssen. Blitzschnelles Handeln, für das der Sympathikus (»Stressnerv«) zuständig ist, gelingt kaum. Auch das Gehirn ist für schnelle Anfragen nicht auf Zack. Sie kommen sich daher vergesslicher vor als sonst. Seien Sie jedoch unbesorgt: Ihre Gehirnleistung lässt während des Fastens nicht nach, sondern bessert sich im Gegenteil sogar eher. Lediglich die schnellen Aktionen sind beeinträchtigt (das begründet, warum Sie weder Maschinen bedienen noch Autofahren dürfen, wenn Sie keine Fastenerfahrung haben). Gehen Sie auch das Aufstehen gemütlich an, in Etappen, und räkeln Sie sich ausgiebig!

Fasten und Psyche

Durch Fasten wird auch die Psyche gestärkt. Das ist in allen Kulturen bekannt, die Fasten aus spirituellen Gründen praktizieren. Auch hier müssen Sie jedoch einiges wissen: Fast alle Fastenden erleben wilde Träume. Seelischer »Giftmüll« wird während des Fastens aufgewirbelt, kann reflektiert und damit bearbeitet werden. Stellen Sie sich den Gedanken, die Sie »anfliegen«. Dadurch geben Sie sich die Chance, neue Perspektiven in Ihrem Leben wahrzunehmen. Es kann sich lohnen, in dieser Zeit ein Tagebuch zu führen. Die Erfahrung, durch Verzicht zu gewinnen, wird sich ausgesprochen positiv auf Ihr Selbstbewusstsein auswirken. Die geistige Leistungsfähigkeit ist während des Fastens oft sehr hoch. Viele Menschen haben ihre kreativsten Ideen während einer Fastenzeit. Ein weiterer Hinweis: Fastende benötigen weniger Schlaf. Beunruhigen Sie sich also nicht über vermeintliche »Schlaflosigkeit«! Der natürliche Fastenschlaf ist gesünder als der Betäubungsschlaf im Alltag.

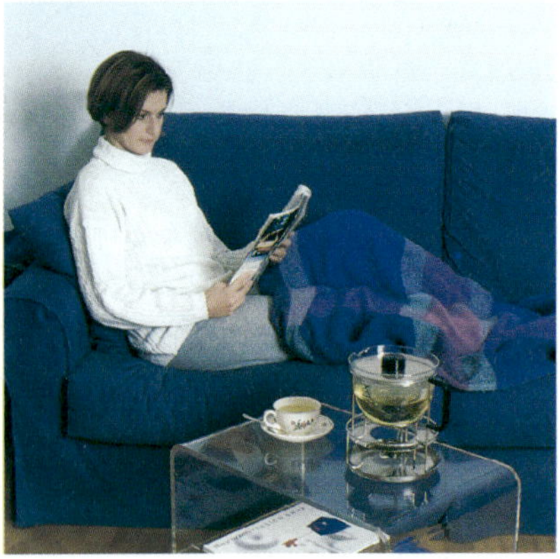

Auch wenn Sie sonst durch den Alltag hetzen: Fasten bringt Ruhe!

Da Sie während des Fastens viel ruhiger (»verlangsamt«) sind, wäre jetzt eine geeignete Zeit, um sich mit Entspannungsmethoden auseinander zu setzen. Sie kommen dann im turbulenten Alltag später wesentlich besser über die Runden! Als bewährte Verfahren werden ab Seite 132 das Autogene Training und die Muskelrelaxation nach Jacobson beschrieben.

Eine gewisse Euphorie tritt beim Fasten regelmäßig auf, meistens ab dem vierten Fastentag. Beim Fasten zu Hause werden Sie diesen Effekt vermutlich nicht in so hohem Ausmaß erleben. Dadurch sind Sie allerdings auch geschützt vor einer körperlichen Überanstrengung, die im Stadium der Euphorie eintreten kann, denn manch einer traut sich wahrhaftig zu, Bäume auszureißen.

Die Kraft des positiven Denkens

Das Fasten ist eine geeignete Zeit, um einmal die Wirkung der Autosuggestion (in etwa: Selbstüberredung) kennen zu lernen. Probieren Sie Folgendes aus: Schließen Sie die Augen und ziehen Sie – wie eine Maske – ein Lächeln auf. Wie fühlen Sie sich dabei? Nun blicken Sie so grimmig, wie Sie es überhaupt hinbekommen. Wie wirkt sich das auf Ihre Stimmung aus? Sie werden feststellen, dass sich, korrespondierend mit dem äußeren Gesichtsausdruck, auch die innere Stimmung verändert. Sie können Ihre Stimmung also selbst beeinflussen. Wenn Sie positiver Stimmung sind, wirkt sich das harmonisierend auf den ganzen Körper aus. Wissenschaftlich wurde bewiesen, dass gute Laune das Immunsystem stärkt. Sie kennen ja das Sprichwort: »Lachen ist die beste Medizin!«

Überlegen Sie sich formelhafte Wendungen, die Sie sich täglich »einreden«. Die Wirkung lässt sich gerade im Fasten gut überprüfen, denn Sie werden tatsächlich den einen oder anderen Durchhänger haben. Vor allem abends juckt es nicht selten, das Handtuch zu werfen und dem Partner die Wurst aus dem Kühlschrank zu mausen. Sie werden auch Tage haben, an denen Sie am liebsten beim Bäcker durch das Schaufenster springen würden. Bei solchen Gelegenheiten sprechen Sie sich beispielsweise vor: »Ich bin stark! Ich lasse mich nicht unterkriegen!« Überlegen Sie sich Formeln, die Ihnen gefallen und helfen. Weitere Beispiele sind etwa: »Ich fühle mich besser und besser«, »Ich schaffe alles, was ich mir vornehme« usw.

Schaffen Sie sich selbst psychische Oasen und positive Vorzeichen für den Tag! Sie werden sehen, alles geht Ihnen besser von der Hand.

Fasten oder Hungern?

Wenn man sich einschränkt, ist es ein substantieller Unterschied, ob diese Einschränkung freiwillig oder gezwungenermaßen auferlegt wird. Aber auch beim Fasten aus freien Stücken gibt es unterschiedliche Motivationen: Ein Hungerstreik ist zunächst auch nichts anderes als ein freiwilliger Verzicht. Hier liegt jedoch die Vorstellung zugrunde, die Mitmenschen zu etwas zwingen zu wollen, und das kann nur erreicht werden, wenn der Streik auf den Hungernden negative Auswirkungen hat, wenn er darunter leidet. Der Hungerstreikende wird aus seiner inneren Einstellung heraus niemals die Freude, ja geradezu Euphorie erleben, die ein Fastender verspürt. Fastende erfahren, wie ihr Körper positiv auf die Fastensituation reagiert, und unternehmen einiges, um diese positiven Wirkungen noch zu fördern (z. B. Bewegung, Massagen, Meditation, Unterstützung der entgiftenden Maßnahmen durch Kneipp-Anwendungen). Ein Hungerstreikender dagegen versucht, seinen Körper zu unterminieren, er kommt den geänderten Bedürfnissen nicht entgegen, indem er z. B. vermehrt trinkt. Unter diesen Voraussetzungen kann dann das Hungern tatsächlich gefährlich werden (Hungern ist Stress, Fasten ist Erholung).

Äußere Rahmenbedingungen

Das Fasten, vor allem unter fachlicher Anleitung, ist also nicht schädlich, sondern wünschenswert. Vor Übertreibungen ist jedoch zu warnen. Sie müssen sich einige äußere Bedingungen schaffen, wenn Sie das erste Mal Ihren Körper damit konfrontieren, dass er auf das innere Ernährungsprogramm umschalten soll:

- Im Fasten stellt sich der Organismus auf höchstmögliche Schonung der Reserven ein. Er funktioniert langsamer als sonst. Sie werden anfangs den nötigen Schwung vermissen.

- Auf Tätigkeiten, die eine hohe Aufmerksamkeit beanspruchen (z. B. die Arbeit an Maschinen, Autofahren über längere Strecken), müssen Sie verzichten. Eine Fastenkur zu Hause kann dem Anfänger nur dann angeraten werden, wenn er sich Urlaub nimmt und damit vom Alltag freigestellt ist. Auch familiäre Verpflichtungen werden am besten auf ein Mindestmaß reduziert.

- Sie können zu Hause fasten oder im Urlaub. Das Wichtigste ist, dass Sie sich wohl fühlen und viel Ruhe haben. Sie werden viel Zeit für sich benötigen, um den vollen Erfolg ausschöpfen zu können. Sie werden kälteempfindlicher sein, weil die innere Heizung auf Sparbetrieb umgepolt wird. Ein Fastenbeginn im Spätjahr ist deshalb weniger gut geeignet.

- Der noch im Darm befindliche Inhalt wird nur noch mit gedrosselter Geschwindigkeit weiter transportiert. Deshalb ist während des Fastens immer eine gründliche Darmreinigung vonnöten. Das Vorgehen wird auf Seite 86 ff beschrieben.

- Machen Sie es sich zu jeder »Mahlzeit« gemütlich. Setzen Sie sich hin, nehmen Sie sich Zeit. Auch wenn es sich »nur« um die Tasse Tee am Abend handelt. Sie können sich einen freundlichen Tisch decken, gegen Kerzenschein und Blumen ist nichts einzuwenden! Nur wenn Sie sich hinsetzen, denken Sie an gründliches Kauen.

- Lassen Sie Ihrer Seele auf andere Art Streicheleinheiten zukommen, da Sie auf »ordentliche« Mahlzeiten verzichten müssen. Dafür ist eine angenehme, warme und freundliche Umgebung hervorragend geeignet.

Die lieben Mitmenschen

Sprechen Sie, wenn überhaupt, möglichst nur mit Ihren besten Freunden oder nahe stehenden Familienmitgliedern über Ihr Vorhaben. Die Mitmenschen versuchen aus Unkenntnis meistens, die Fastenwilligen mit allen Mitteln von ihrem Plan abzubringen. Und genau diejenigen Ihrer Bekannten, die selbst eine Entschlackungskur am dringendsten nötig hätten, werden am vehementesten versuchen, Sie umzustimmen! Setzen Sie weder den Fütterungstrieb noch einen Neidkomplex Ihrer Bekannten frei, und machen Sie sich nicht unbeliebt, indem Sie Ihrem Nachbarn von Ihren euphorischen Höhenflügen vorschwärmen, während der schwerfällig seine dritte Maß stemmt.

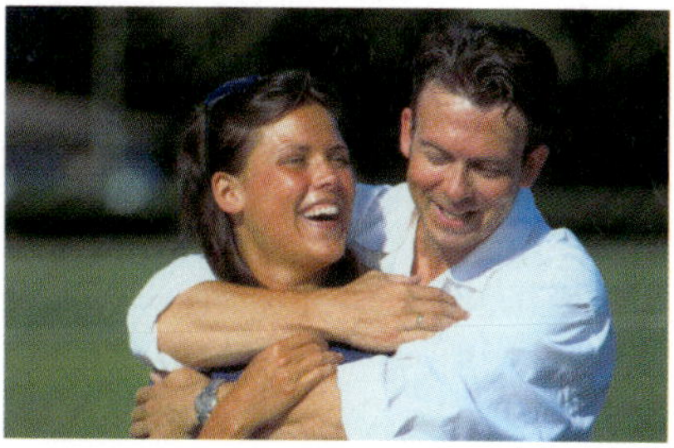

Zu zweit geht vieles besser, auch das Fasten.

Andererseits gibt es jedoch auch viele Menschen, die einfach nur noch nicht ihren »inneren Schweinehund« überwinden konnten und ganz gern einmal fasten würden. Tasten Sie sich doch einmal in Ihrer Umgebung vor, ob nicht die eine oder andere Freundin oder ein Kollege auch gern fasten würde. Sie brauchen während des Fastens zwar sehr viel Raum und Zeit für sich, aber das gemeinsame Erlebnis könnte den Erfolg verbessern.

Wenn Sie einen Partner haben, gewinnen Sie ihn am besten ebenfalls für das Fasten (nach Mayr ist niemand so gesund, dass er durch Fasten nicht noch gewinnen könnte). Wenn Ihr Partner nicht mitzieht, sollten Sie ihn vor Fastenbeginn auf einige Punkte aufmerksam machen:

- Im Fasten wird der Ruhegang eingeschaltet. Sie benötigen für alles etwas länger, Sie können und sollen sich nicht hetzen.
- Bitten Sie um Verständnis, dass Sie nicht an gemeinsamen Mahlzeiten teilnehmen werden.
- Bitten Sie darum, die nötige Ruhe einhalten zu können.
- Die im Fasten anfallenden Gifte wirken sich teilweise auf Ihre Stimmung aus. Erklären Sie Ihrem Partner, dass eine eventuelle Gereiztheit nicht persönlich zu nehmen sei.
- Das sexuelle Verlangen kann eingeschränkt oder – seltener – gesteigert sein.
- Erklären Sie Ihrem Partner die Entgiftungswege. Die ausgeschiedenen Gifte können einen etwas unangenehmen Geruch verursachen. Deshalb ist es u. U. besser für Sie, in einem anderen Zimmer oder bei geöffnetem Fenster zu schlafen, wenn Sie dabei nicht frieren.
- Erklären Sie Ihrem Partner auch das gesteigerte Wärmebedürfnis, damit es keinen Kampf um die Heizungsventile gibt.

Kurkrisen

Eine Kurkrise äußert sich durch mehr oder weniger starke Missempfindungen wie Gereiztheit, Müdigkeit, Schmerzen, Wiederaufflammen alter Beschwerden, Steifigkeit, Kopfschmerzen, Unwohlsein und andere. Sie treten nicht sofort, sondern erst nach einigen Fastentagen auf. Wenn die Kurkrisen nicht wären, würden sicher alle Menschen begeistert fasten! Denn sie sind es, die uns das Leben während einer Kur zuweilen schwer machen, wenn wir sie nicht zu deuten und zu behandeln wissen.

Die Symptome der Kurkrise werden durch eine erhöhte Konzentration frei gewordener Gifte hervorgerufen. Eine weitere Ursache besteht darin, dass Sie sich, wenn Sie eine Kurkrise erleiden, im Zustand des krankhaften Zu wenig befanden. Nun schreitet durch die zunehmende Entgiftung die Gesundung so weit fort, dass die nächst »bessere« Stufe, das krankhafte Zu viel, eintritt. Was so aussieht, als flackerten schon seit Jahren überwunden geglaubte Beschwerden wieder auf, ist eine Verbesserung. Hier abzubrechen hieße, den Gesundungsprozess zu stoppen!

Eine Mayr-Kur zu Hause und auf eigene Faust muss wegen der Fastenkrisen zeitlich streng begrenzt sein. Während einer einwöchigen Fastenkur mit Vorkur- und Aufbautagen ist die Gefahr einer ernstlichen Kurkrise gering. Zögern Sie nicht, einen fastenerfahrenen Arzt zu konsultieren, wenn bei Ihnen zu Hause Zeichen einer Kurkrise eintreten! Bei längerem Fasten in der Klinik werden Kurkrisen als Zeichen für die Notwendigkeit der Kur gewertet. Mit individuell abgestimmten Maßnahmen können Fastenkrisen in einem kontrollierten Rahmen gehalten und ggf. therapiert werden.

Die einzelnen Phasen

Eine Mayr-Kur, ob allein zu Hause oder in der Klinik durchgeführt, gliedert sich in fünf Phasen:

1. Vorbereitung/Vorkur
2. Fastenphase (unterschiedlicher Strenge) mit gezielten Begleitmaßnahmen
3. Nahrungsaufbau
4. Langfristige Umstellung der Ernährungsgewohnheiten, bei der die ganze Breite der Nahrungsmittel erlaubt ist
5. Pflege des Erreichten

In den Phasen Vorkur – Fasten – Nahrungsaufbau wird die Darmreinigung vorgenommen. Wie Sie das machen, erfahren Sie im nächsten Abschnitt.

Darmreinigung

Die Darmreinigung geht bewusst sanft vonstatten, denn sonst handelt es sich nicht um Schonung. Der Darm wird also nicht mit Reizmitteln aufgepeitscht, sondern mild gespült. Hervorragend dazu geeignet sind das Bittersalz (Magnesium-Sulfat), Karlsbader Salz oder F.X. Passage-Salz, gelöst in Wasser. Sie regen gelinde die Gallenausschüttung und damit zusätzlich die Entschlackung an. Löst man diese Salze in Wasser auf, durchspült eine Flüssigkeitssäule den gesamten Darmschlauch und treibt den Inhalt vor sich her nach außen. Darüber hinaus wird die Darmschleimhaut angeregt, Überflüssiges ins Darminnere hin abzugeben, das dann mit ausgeschwemmt wird.

Anfangs finden nach etwa 2–3 Stunden, später ca. 20 Minuten nach einem Bittersalz-Trunk die Entleerungen statt, anfangs meistens mehrere, die nicht gerade nach Rosen duften. Da lange im Darm verbliebene Kotreste dunkel werden, sind die ersten Entleerungen meist ebenfalls sehr dunkel und enthalten oft ganz alte, schlecht verdaute Nahrungsreste, deren Sie sich endlich entledigen. Später wird der Kot heller und riecht weit weniger. Allerdings werden nicht selten bei einer längeren, ärztlich begleiteten Kur oft noch nach 20 Tagen alte Kotreste ausgeschieden!

Nach dem Bittersalz-Trunk treten teilweise Bauchschmerzen auf, größtenteils verursacht durch stark reizende Schlackenstoffe. Damit Sie sich damit nicht herumquälen müssen, ist ein Einlauf empfehlenswert. Eine andere Möglichkeit besteht darin, das Bitterwasser mit Basenpräparaten zu mischen.

TIPP

Die Bittersalzlösung trinken Sie morgens auf nüchternen Magen und warten dann etwa 45 Minuten mit der Nahrungsaufnahme. Nehmen Sie die Flüssigkeit am besten warm ein, dann wird sie am schnellsten aus dem Magen in den Darm weitergeleitet.

Bittersalz verdient übrigens seinen Namen zu Recht! Wenn Sie sich mit dem Geschmack überhaupt nicht anfreunden können, geben Sie einige Spritzer Zitronensaft dazu oder weichen auf das wohlschmeckendere

F. X. Passage-Salz aus. Oder Sie lösen das Bitterwasser in Kräutertee und lassen ihn auf der röhrenförmig zusammengerollten Zunge herabrinnen.

Vorsicht mit Bittersalz bei Gallenleiden. Bei Nieren- und Herzkrankheiten sollten Sie ärztlichen Rat einholen, ebenso wie in der Schwangerschaft. Wenden Sie Bittersalz nicht länger als eine Woche bis 10 Tage an (unter ärztlicher Aufsicht länger möglich).

F. X. Passage-Salz schmeckt »besser« als Bittersalz. Nehmen Sie hiervon 2 TL pro Viertelliter Wasser. Karlsbader Salz enthält neben Bittersalz noch weitere Salze entsprechend der Zusammensetzung der Karlsbader Quellen, v. a. Natrium. Die salinischen Abführmittel bekommen Sie für wenig Geld in der Apotheke (Bittersalz: 150 g ca. 3 DM). Sollte die in der Apotheke erworbene Tüte eine Dosierungsempfehlung enthalten, müssen Sie diese ignorieren, denn landläufig wird das Bittersalz als reizendes Abführmittel und damit zu hoch dosiert.

Ein **Einlauf** kann die Reinigung hervorragend unterstützen. Erfahrene Faster machen einen Einlauf täglich und außerdem immer dann, wenn während des Fastens das berühmte »mulmige« Gefühl (bis hin zu brennenden Kopfschmerzen) auftritt, das darauf hindeutet, dass der Körper versucht, Darminhalt zurückzuhalten, um ihn noch besser auszuwerten (dabei werden Stoffe frei, die sich negativ auf das Befinden auswirken). Sie benötigen zu einem Einlauf einen Einlaufbehälter mit Schlauch und Hahn, etwas Vaseline und Krepppapier.

Einlauf – so wird's gemacht

- Einlaufbehälter mit ca. 0,5–1 Liter lauwarmem Wasser füllen; bei Darmkrämpfen kann das Wasser bis 38° C warm sein
- Wasser durch den Hahn ablaufen lassen und Hahn schließen
- Darmschlauch mit Vaseline einfetten
- Bett mit Zellstoff oder Krepppapier abdecken und etwas Papier zurechtlegen, um den Darmschlauch zu reinigen
- Auf die linke Seite legen. Unter vorsichtigen Drehbewegungen (niemals Gewalt ausüben!) den Darmschlauch in den After einführen, bis Sie stärkeren Widerstand verspüren

- Wasser einlaufen lassen, indem Sie den Hahn öffnen
- Hahn wieder schließen, sobald das Wasser eingelaufen ist, dann das Darmrohr entfernen
- Einlauf so lange wie möglich halten. Kommt er nicht zurück, ist das ein Hinweis auf deutlichen Flüssigkeitsmangel – trinken Sie mehr!

Sie können den Einlauf auch in Knie-Ellenbogen-Lage im Bad ausführen. In diesem Fall stellen Sie den Einlaufbehälter auf die Spiegelablage.

So unangenehm Ihnen diese Prozedur zunächst erscheinen mag, so angenehm ist das Befinden im Anschluss daran! Kopfschmerzen scheinen beispielsweise tatsächlich mit Ausfließen des Darminhaltes mit fortgespült zu werden.

Die Vorkur

Sinn der Vorkur ist es, nicht mit der Tür ins Haus fallen, denn der Anfall an Giften sollte gesteuert werden. Durch die Vorkur vermindern sich die anfänglichen Fastenreaktionen. Außerdem bereitet sie die Umschaltung auf das Ernährungsprogramm von innen vor. Während der Vorkur brauchen Sie noch keinen Urlaub zu nehmen, wenn Sie wenig Zeit für das Fasten zur Verfügung haben.

So gehen Sie vor:

- Planen Sie für die Vorkur eine Woche (wenn Sie danach in eine stationäre Kur gehen) bis einen Tag ein (wenn Sie »nur« einige Tage fasten wollen).
- Trinken Sie morgens zügig den Bittersalz-Trunk (1 TL Bittersalz auf 0,25 Liter körperwarmes Wasser), warten Sie danach 45 Minuten mit einer Mahlzeit.
- Essen Sie zum Frühstück und zum Mittagessen unbedingt nur so lange, bis Sie satt sind. Hören Sie dann sofort auf. Lassen Sie sich Zeit für die Mahlzeiten, gönnen Sie sich Ruhe.
- Wenn Sie es einrichten können, legen Sie sich vor der Mahlzeit 10 Minuten hin (am besten mit einer Wärmflasche auf dem Leib).
- Beschränken Sie Ihre Nahrungsmittelauswahl auf das, was Sie gut vertragen, essen Sie einfache Mahlzeiten. (Wenn Sie jetzt vor dem Fasten

noch einmal tüchtig zulangen, dauert es beim Fasten selbst umso länger, bis Ihr Körper die Gifte freigibt!)

- Essen Sie abends nichts mehr oder allenfalls wie ein Bettler, keine Rohkost nach 15 Uhr. Können Sie sich jetzt noch nicht damit anfreunden, auf die Abendmahlzeit zu verzichten, sollten Sie mindestens 3 Stunden vor dem Zubettgehen mit der Mahlzeit fertig sein.
- Trinken Sie viel, versuchen Sie, jetzt bereits auf Kaffee, Schwarztee, Nikotin zu verzichten (s. S. 101 f).
- Setzen Sie sich niemals müde zu einer Mahlzeit! Das gilt auch für die spätere Milch-Semmel-Diät! Selbst dann, wenn Sie »nur« Milch und Brötchen essen, begehen Sie einen Diätfehler, wenn Sie diese Mahlzeit müde verspeisen!

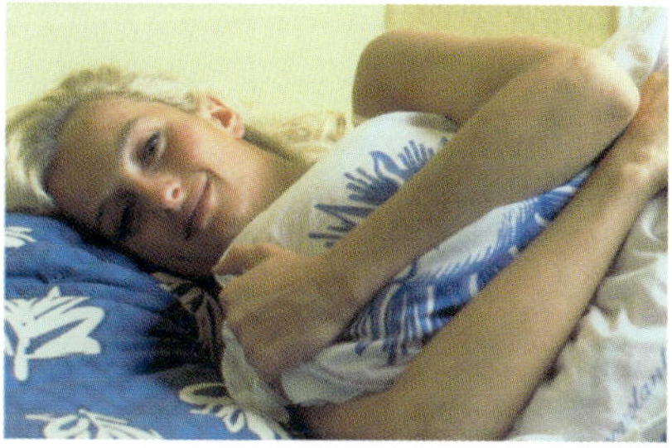

Auch während der Vorkur sollten Sie länger als sonst schlafen.

- Schlaf ist das Naturheilmittel Nr. 1. Gehen Sie eine halbe Stunde früher als sonst ins Bett, führen Sie den Schlaf aktiv herbei (schlaffördernde Maßnahmen s. S. 130).
- Positiv wirkt sich bereits während der Vorkur die Einnahme eines Basenpräparates aus (z. B. Basenpulver nach Dr. Bachmann, 2–3 x 1 TL täglich).

Jetzt geht es los mit dem Fasten

Sie können sich absolut darauf verlassen, dass Ihr Körper auch im Fasten für Sie sorgt. Was Sie ihm aber reichlich zuführen müssen, sind Getränke, und hierzu zählen nur Heil- oder Mineralwässer und Kräutertees.

Trinken, trinken, trinken

Trinken ist das A und O während des Fastens. Ohne ausreichende Flüssigkeitszufuhr ist keine Entgiftung möglich, und damit wäre das Fasten nicht zuträglich, sondern gefährlich. Die Trinkmengen, von denen wir hier sprechen, sind erklecklich! Führen Sie am besten genau Buch darüber, wie viel Sie trinken, denn das Durstgefühl soll Sie hier nicht leiten (dabei hilft Ihnen ein Trinkfahrplan.

Es wird Ihnen nicht schwer fallen, über Ihren Durst zu trinken, denn so brauchen Sie kein Hungergefühl zu befürchten. Auch der Kreislauf ist mit einer entsprechenden Flüssigkeitszufuhr wesentlich stabiler. Wie viel Flüssigkeit Sie benötigen, hängt von Ihrem Körpergewicht ab, aber auch davon, wie viele Gifte aktuell verdünnt werden müssen und ob Sie sich zusätzlich Wickel, Sauna oder schweißtreibende Bewegung vornehmen, denn die Flüssigkeit, die Sie bei diesen Maßnahmen verlieren, muss ebenfalls wieder zugeführt werden. Betrachten Sie daher von Zeit zu Zeit Ihre Zunge: Sie kann selbst bei einer Flüssigkeitszufuhr von mehr als 3,5 l am Tag noch trocken sein. Dies ist ein Hinweis darauf, dass sehr viel Flüssigkeit zur Verdünnung von Giften benötigt wird. In diesem Fall gehen Sie vom angegebenen Tabellenwert (Tabelle 1) ab und trinken noch mehr. Beobachten Sie Gewebsschwellungen (Ödeme), beispielsweise im Gesicht oder an den Beinen, konsultieren Sie bitte Ihren Arzt. Diese Flüssigkeitseinlagerungen könnten einen Hinweis auf eine Herz- oder Nierenschwäche geben, bei der Sie mit einer gesteigerten Flüssigkeitszufuhr vorsichtig sein müssen.

Ein Vergleich kann helfen, wenn es Ihnen zwischendrin einmal schwer fällt, viel zu trinken: Ihr Organismus muss wie ein schmutziger Schwamm unter dem Wasserhahn durchgeknetet werden. Je mehr Wasser Sie verwenden, desto sauberer wird er dabei. Auch den Frühjahrsputz im Haus gehen Sie nicht mit einem viertel vollen Eimer Wasser an!

Tab. 1: Flüssigkeitsbedarf während der Fastenkur

Sie wiegen ...	Täglicher Flüssigkeitsbedarf
bis 50 kg	3 l
50–90 kg	3–6 l
über 90 kg	über 6 l

Messen Sie den Inhalt Ihrer Lieblingstasse/Ihres schönsten Glases nach, notieren ihn sich in einem Trinkfahrplan (sonst schätzen Sie die Trinkmenge leicht falsch ein), der auch Ihr tägliches Pensum enthält. In diesem Plan haken Sie die getrunkenen Becher ab.

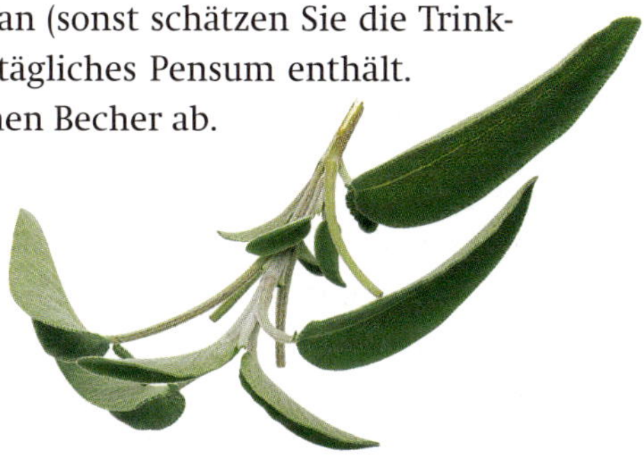

Empfehlenswerte Getränke sind:

- Leitungswasser (wenn Sie wirklich gutes Leitungswasser haben; auch mit Kohlensäure versetzt)
- Heilwässer (s. S. 92 f.)
- Kräutertees (s. folgende Tabelle)

Der Bittersalz-Trunk und die Milch gehen nicht in diese Berechnung mit ein! Der eine dient der Darmreinigung und steht dem Flüssigkeitshaushalt nicht zur Verfügung (da er nicht ins Blut übergeht); die Milch wiederum ist ein Nahrungsmittel und kein Getränk!

Tab. 2: Heilkräuter und ihre Wirkungen

Wirkungen	Kräuter
krampflösend, verdauungsfördernd, entblähend	Anis Kümmel Fenchel
nervenberuhigend, harmonisierend	Melisse Hopfen Baldrian Johanniskraut (bei Hellhäutigen gesteigerte Lichtempfindlichkeit nach längerer Einnahme!)
anregend, kreislaufstärkend	Rosmarin Weißdorn
leberstärkend	Löwenzahn
harntreibend, gewebsentschlackend	Brennnessel Löwenzahn Birke Schachtelhalm
entgiftend über die Haut	Lindenblüten

Kräutertees

Über 300 der traditionell als wirksam bekannten Heilkräuter-Arten wurden in den letzten Jahren überprüft. Bei mindestens 200 davon wurde eine Wirksamkeit nachgewiesen. Heilkräuter sind also Medikamente.

Sie können etliche Heilkräuter für sich nutzen. In der Apotheke erhalten Sie standardisierte getrocknete Kräuter. Für die Wirkung ist entscheidend, wie die Heilkräuter angebaut, geerntet und weiterverarbeitet wurden. Bei den Drogen aus der Apotheke ist gewährleistet, dass die Herstellung festgelegten, optimalen Bedingungen entspricht; bei den in Reformhäusern, Drogerien oder im Supermarkt erhältlichen Tees oder Teemischungen wird dies nicht garantiert (weitere Bezugsquellen s. Anhang).

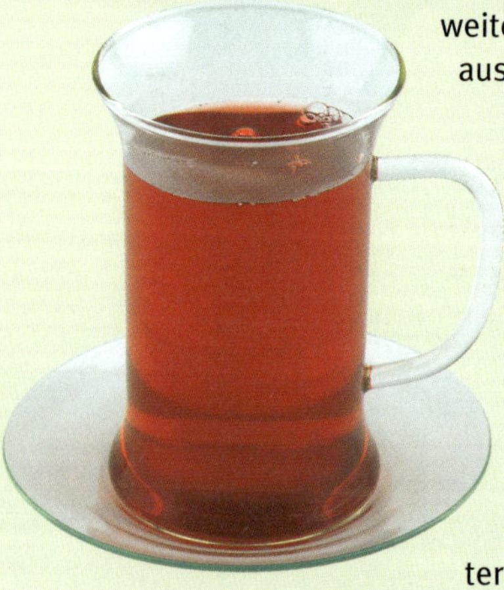

Die Dosis ist wie bei jedem anderen Medikament wichtig. Das bedeutet, dass Sie ein und denselben Heilkräutertee, den Sie seiner arzneilichen Wirkung zuliebe trinken, ohne ärztlichen Rat nicht länger als vier Wochen anwenden sollten.

Tipp: Morgens bringt Sie Rosmarintee in Schwung, abends verhindert er aber das Einschlafen. Harntreibende Tees, die Sie nach 17 Uhr noch trinken, können Ihnen wegen des Drucks auf die Blase den Schlaf rauben! Achten Sie überhaupt darauf, dass Sie den größten Teil der benötigten Flüssigkeit morgens und mittags trinken.

Mineral- und Heilwässer

Je weniger Kohlensäure Mineral- oder Heilwässer enthalten, desto weniger reizen sie den Verdauungstrakt. Die Entgiftung können Sie z.B. mit sulfathaltigen, natriumarmen oder natriumhydrogencarbonathaltigen Heilwässern fördern (Beispiele s. Tabelle 3). Heilwässer enthalten im Ge-

Tab. 3: Heilwässer

<table>
<tr><th>Hydrogencarbonat-Wässer</th><th>Magnesiumhaltige Wässer</th><th>Säuerlinge</th></tr>
<tr><td colspan="2">Adelheid-Quelle
Bad Mergentheimer Albert-Quelle
Vulkania Heilwasser</td><td>Bad Dürrheimer Bertholds-Quelle
Birresborner Adonis-Quelle
Bad Windsheimer St. Anna-Quelle</td></tr>
<tr><td>Göppinger St. Christophorus-Sauerbrunn
Hirschquelle</td><td colspan="2">Bad Wildunger Helenenquelle
Ensinger Schillerquelle
Heppinger</td></tr>
<tr><td>Kaiser-Friedrich-Heilquelle</td><td>Staatl. Bad Kissinger Quellen</td><td>Elisabethenquelle
Hirschquelle</td></tr>
<tr><td>St. Gero-Heilwasser
Eisenheilquelle</td><td>St. Burghard</td><td>Kur Selters
Thaum</td></tr>
</table>

gensatz zu Mineralwässern definierte Mengen an Mineralien. Sie sind daher wertvoller als Mineralwässer. Tafelwässer sind künstliche Mineralwässer, denen zur Geschmacksverbesserung beispielsweise Kochsalz oder Meersalz zugefügt wurde. Da sie also gewissermaßen unnatürlich sind, bringen sie für eine Fastenkur keinen Gewinn. Wenn Sie über gutes Quell- oder Leitungswasser verfügen, können Sie darauf zurückgreifen.

Gewichtsanstieg im Fasten

Mitten im schönsten Fasten kann plötzlich der Zeiger an der Waage nach oben schnellen! Werfen Sie nicht die Flinte ins Korn. Regelmäßig lässt sich folgender Zusammenhang aufdecken: Man fühlte sich besonders fit, frei und leicht, unternahm einen ausgedehnten ungewohnten Spaziergang oder eine Radtour. Dadurch wurden vermehrt Gifte mobilisiert (Sie haben mehr Depots verbrannt und die Durchblutung gesteigert). Damit diese Stoffe aber im Körper keinen Schaden anrichten konnten, hatte er sie verdünnt und deshalb Flüssigkeit zurückbehalten, »eingelagert«.

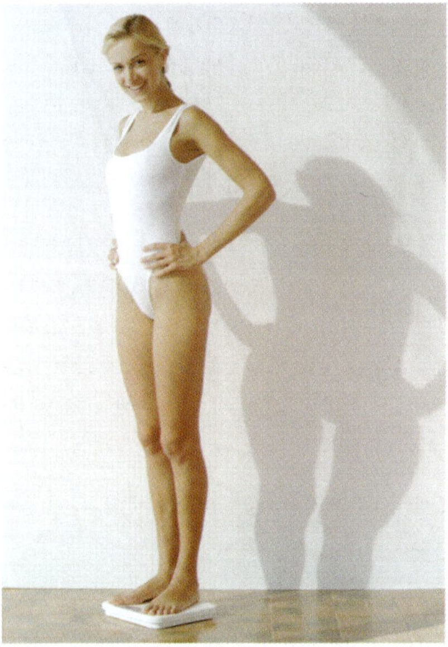

Keine Panik – Sie werden nicht so dick, wie der Schatten glauben lässt!

Am Schreck auf der Waage ist also Flüssigkeit schuld, die früher oder später garantiert ausgeschwemmt wird. Durch einen Schontag ist diese Flüssigkeitseinlagerung komplett ausgleichbar. Sie haben nicht wieder angefangen zuzunehmen! Gönnen Sie Ihrem Körper die Zeit, die er braucht, die nun angesammelten Gifte nach und nach abzuarbeiten. Sie werden sehen, das Gewicht wird wieder fallen.

Durch verstärkte Bewegung wird aber auch Muskulatur aufgebaut, und das, obwohl Sie sich keine feste Nahrung zuführen. Ein vermeintlicher Stillstand der Gewichtsabnahme bedeutet dann nicht, dass weiteres Fett abgebaut wird; er bedeutet lediglich, dass zwar Fett abgebaut, aber Muskeln aufgebaut werden.

Die »Milch-Semmel-Kur«

Nun haben Sie die Vorkur gemacht, und Sie wissen, wie viel Sie trinken sollen. Wie sieht es nun mit dem Essen aus? Wie ist es mit dem Versprechen, die Mayr-Kur sei keine Hungerkur? Der Körper entgiftet umso nachhaltiger, je weniger ihm von außen angeboten wird und je mehr eigene Depots er angreifen muss. Wenn allerdings die Gefahr besteht, dass zu viele Gifte frei werden, sollten Sie nicht total fasten, sondern eine Diät einhalten, bei der Gifte in kleineren Schritten aus dem Körper abgeleitet werden. Auch wenn Sie beruflich oder in der Familie stark eingespannt sind, ist es nicht ratsam, völlig auf feste Nahrung zu verzichten.

Als strengste Kurform, die Sie in eigener Regie zu Hause durchführen können, ist die Milch-Semmel-Kur geeignet. Wenn Ihnen das nach Ihrem Geschmack noch zu streng ist, können Sie auch auf einer der Nahrungsaufbau-Stufen (s. S. 105 ff.) beginnen. Sofern Sie auch hier ein Kurprogramm im Sinne Schonung – Säuberung – Schulung durchführen, werden Sie mit einer dieser milderen Varianten ebenfalls entschlacken.

Das oberste Gebot lautet immer: Die Regeln nach Mayr beachten! Sie sind hier noch einmal kurz zusammengestellt:

- Kauen Sie gründlich!
- Trinken Sie nie während der Mahlzeiten (die Milch *essen* Sie)!
- Richten Sie Ihren Mahlzeitenrhythmus an den Bedürfnissen und Möglichkeiten des Körpers aus (»abends wie ein Bettler«)!
- Setzen Sie sich nie müde zu Tisch!
- Ruhen Sie sich vor den Mahlzeiten aus!
- Genießen Sie Rohkost nicht nach 15 Uhr!
- Sorgen Sie für ein gutes Gebiss!

Sie können auch ein oder zwei Tage ganz auf Nahrung verzichten und nur Tee/Wasser entsprechend den Richtlinien in Tabelle 1 trinken. Um auch mal etwas Warmes in den Magen zu bekommen, dürfen Sie gegen Mittag eine Basenbrühe zu sich nehmen (Rezept s. S. 142). Verwechseln Sie aber nicht die Brühe mit der Suppe: Beim Milch-Semmel-Fasten dürfen Sie das Gemüse nicht mitverzehren! Die Darmreinigung unter keinen Umständen vergessen! Kreislaufstützende Maßnahmen (s. S. 128 f.) sind in diesem Falle ganz besonders wichtig.

Aber dann heißt es, die richtige Ernährung zu lernen! Sie haben gerade jetzt die besten Vorsätze; also wäre es vertane Zeit, wenn Sie nicht darangingen, sie umzusetzen. Und hier kommt nun – wie bereits geschildert – die berühmte Semmel ins Spiel. Für die Nährstoffe sorgt die Milch, die Sie zur Semmel *essen* sollen. Milch ist darüber hinaus als gutes Entgiftungsmittel bekannt; auch aus diesem Grund ist sie für eine Entschlackungsdiät so gut geeignet.

Was hat es mit dem Brötchen auf sich?

Was ist das für ein geheimnisvolles Backwerk, die Mayr-Semmel? Es ist genau die, die Sie bei Ihrem Bäcker bekommen: eine Semmel, ein Brötchen, ein Weckle, eine Schrippe, ein Knorzen, ein Rundstück oder wie immer es bei Ihnen heißt. Nur sollte es nicht appetitlich rösch sein, denn dann würden Sie es sicher in einem Sitz hinunterknuspern. Nein, das Geheimnis liegt darin, dass die Semmel alt ist. Jetzt müssen Sie aufpassen: zu alt darf sie nämlich auch nicht sein. Kaufen Sie sich einen Brötchen-Vorrat (für jeden Tag 2–4) und legen Sie diese zum Trocknen ins Brotfach. Schneiden Sie die Brötchen, wenn sie nicht mehr ganz frisch und knusprig sind, in etwa 8 Scheiben, damit sie gleichmäßig trocknen können. Behalten Sie das Backwerk im Auge: Bei einem ganz bestimmten Alter, das von der Luftfeuchtigkeit und der Temperatur in Ihrer Küche

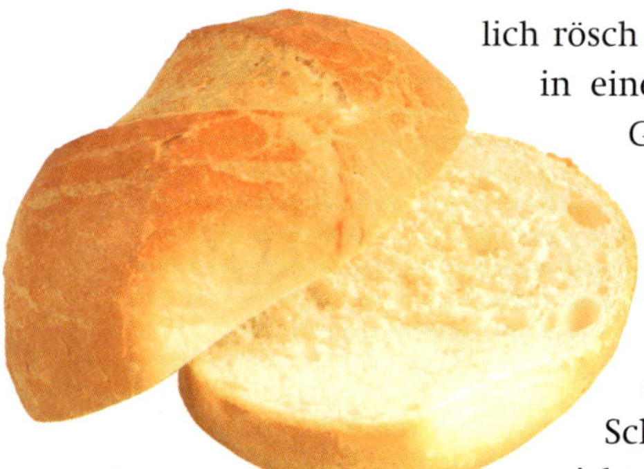

abhängt, sind sie gummiartig. Sie müssen also zunächst Ihre eigene »Studie« starten, um herauszufinden, wann die Konsistenz richtig ist. Erfahrungsgemäß dauert es 2 bis 3 Tage, bis der Wecken gummiartig ist. Warum so kompliziert? Mit genau dieser gummiartigen Semmel erreichen Sie, daß Sie einfach 30–50-mal kauen müssen, sonst bekommen Sie das Brötchen gar nicht hinunter. Mayr wusste, dass der Ratschlag »Kauen Sie fünfzigmal!« schnell in Vergessenheit gerät; deshalb ersann er diesen Kautrainer. Außerdem wird bei der richtigen Beschaffenheit der Speichelfluss sehr stark angeregt, und Sie erfahren, dass gutes Kauen selbst sättigt.

Leiden Sie an einer Weizen-Allergie bzw. -Unverträglichkeit, wählen Sie Dinkelsemmeln. Dinkel ist eine Weizenart, die bei Weizenallergien im Allgemeinen gut vertragen wird. Kaufen Sie keine Brötchen aus sehr grobem Vollkorn oder mit ganzen Körnern, denn die eignen sich als Kautrainer weniger gut. Wenn Sie mögen, können Sie Brötchen aus Vollkornmehl oder feinem -schrot (wie z. B. die Kneipp-Semmel) nehmen. Das Wichtigste ist bei der Semmel, dass sie zum gründlichen Kauen zwingt.

So machen Sie es richtig

Richten Sie Ihre Semmelscheiben appetitlich an. Setzen Sie sich an den Tisch wie zu einem »richtigen« Essen, er soll ruhig ansprechend gedeckt sein. Nehmen Sie nun einen Bissen Semmel, kauen Sie ihn gut und gründlich und schlürfen Sie von einem Teelöffel einen Schluck Milch dazu. Alles zusammen soll bestens gekaut werden! So nehmen Sie sich für jeden einzelnen Bissen viel Zeit und essen so lange, bis Sie sich gesättigt fühlen.

Wenn Sie es richtig machen, brauchen Sie etwa 20 Minuten für ein Brötchen; Sie können auch schon vorher aufhören. Bitte vergessen Sie aber nicht: abends nichts essen! Stellen Sie sich für das Frühstück und das Mittagessen jeweils 250 ml Milch zurecht, die Sie aber ebenfalls nicht vollständig »essen« müssen. Abends beschränken Sie Ihre Mahlzeit auf Kräutertee, evtl. mit einem Orangen- oder Zitronenschnitz und einem Teelöffel Honig verfeinert. Bitte beobachten Sie aber genau, ob Sie den Honig und die Zitrusfrucht-Scheiben auch wirklich vertragen. Am Anfang wird Ihnen das gründliche Kauen, das Essen von Milch widerstreben. Dabei werden Sie aber erkennen, wie eingefleischt das hastige Essen und Trinken auch bei Ihnen bereits ist.

Auch mit der reinen Milch-Semmel-Kur können Sie Diätfehler begehen. Erfahrene Mayr-Ärzte beobachten sogar bei Milch-Semmel-Fastenden Gärungszustände und wissen dann, dass nicht sorgfältig gekaut wurde. Wenn Sie allein zu Hause fasten, entfällt eine Korrekturmöglichkeit durch den Arzt. Sie müssen daher eine hohe Disziplin aufbringen!

Welchen Zweck hat die Milch?

Die zweite Komponente der klassischen Mayr-Kur ist die Milch. Vergessen Sie, was Sie bisher über das Milchtrinken wussten. Sie sollen die Milch nämlich nicht trinken, sondern essen. Bekommen Sie bitte keinen Schrecken: das sind keine Marotten weltfremder Ernährungsgurus! Ein bekannter österreichischer Kolumnist beschrieb das Kautraining zwar durchaus humorvoll:

»Altes, hartes Brot wird mit einem couragierten Schluck warmer Milch zu einer Art flüssigem Gips verkaut. Wenn man das Ergebnis wenigstens ausspucken könnte, wäre es halb so schlimm. Jedoch die Diät- und Ernährungsgurus legen Wert auf die komplette Einverleibung ...«*

Der eigentliche Sinn entging ihm dabei völlig (zumal das Brot nicht hart ist und der Schluck Milch nicht »couragiert« sein darf!).

Milch hat eine sehr hohe Nährstoffdichte, deshalb ist sie kein Getränk, sondern ein Nahrungsmittel. Kommen Sie dem Verdauungssystem also entgegen, wenn Sie ihm Kuhmilch anbieten. Die Milch muss ebenso wie andere Nahrungsmittel mit Verdauungsenzymen durchsetzt werden, und dieser Vorgang muss bereits im Mund beginnen. Trinken Sie also die Milch nicht, sondern saugen Sie einen kleinen »Schluck« von einem Löffel und kauen Sie ihn zusammen mit dem Semmelbissen, bis alles zusammen völlig flüssig ist. Sie werden feststellen, dass die Masse angenehm süß schmeckt.

Auch gegen Milch existieren bei etlichen Menschen Unverträglichkeiten oder Allergien. Erfahrungsgemäß kommen die meisten in diesem Fall

* E. Grissemann: Schlank und Schlimm. VOR, September 1995.

mit Sauermilchprodukten oder Buttermilch gut zurecht. Probieren Sie aber dennoch, ob Ihnen die Milch mit der richtigen Esstechnik womöglich völlig beschwerdefrei bekommt! Häufig vertragen Patienten mit einer nachgewiesenen Milchunverträglichkeit nach einer Darmsanierung wieder uneingeschränkt Milch und Milchprodukte. Die Milch kann auch mit Malzkaffee bekömmlicher gemacht werden. Bereiten Sie sich einen hellen Malzkaffee zu, z. B. Caro-Kaffee, Bambu oder Kneipp-Malzkaffee.

Als weitere Alternative zur Milch steht Sojamilch zur Verfügung. Nur sehr selten muss auf Milch ganz verzichtet werden.

Welche Milch ist geeignet?

Die meisten Fastenden bevorzugen Kuhmilch oder Sauermilch. Letztere wird von vielen besser vertragen. Vermeiden Sie H-Milch oder sterile Milch, denn sie enthält zu wenige Inhaltsstoffe, und das enthaltene Eiweiß ist stark denaturiert (durch Hitzeeinwirkung verändert).

Pasteurisierte Milch ist am unkompliziertesten erhältlich. Nehmen Sie Vollmilch, denn bei der geringen Nahrungsmenge brauchen Sie auf den Energiegehalt nicht zu achten. Im Milchfett sind wichtige Vitamine enthalten, die die Magermilch nicht in der Menge bieten kann.

Vorzugsmilch ist Milch von kontrollierten Bauernhöfen, die nicht pasteurisiert und damit am wenigsten verändert ist. Wenn Sie Vorzugsmilch erhalten können, wäre das ideal.

Von frischer Milch direkt vom Bauern (Rohmilch) ist heutzutage eher abzuraten. Der Bauer muss zwar beim Milchverkauf direkt ab Hof strenge Hygieneauflagen einhalten, aber es wurden schwere Infektionen durch Bakterien bekannt, die auf nicht pasteurisierte Milch von nicht-kontrollierten Höfen zurückgingen.

So viel dürfen Sie essen

Wenn Sie Semmel und Milch wie beschrieben zu sich nehmen, werden Sie innerhalb einer halben Stunde kaum ein ganzes Brötchen und weniger als einen Viertelliter Milch zu sich genommen haben, werden aber erstaunt feststellen, dass Sie völlig gesättigt sind. Essen Sie zum Frühstück und zum Mittagessen je ein Brötchen, evtl. auch mehr. Allzu genaue Vorschriften hierzu sind allerdings nicht sinnvoll. Achten Sie darauf, dass Sie die richtige Esstechnik einhalten, dann werden Sie automatisch satt. Die Mayr-Kur ist keine Hungerkur. Abends sind weder Milch noch Brötchen erlaubt. Sie erinnern sich: der Darm soll geschont werden! Bevor Sie allerdings am ersten oder zweiten Tag vor lauter Magenknurren nicht einschlafen können, dürfen Sie abends eine Semmel – aber sorgfältig und gründlich – ohne Milch kauen.

Sind Sie ein Frühstücksmuffel?

Viele Leute verspüren zum Frühstück niemals Hunger, spülen nur eine Tasse Kaffee hinunter und eilen dann aus dem Haus. Mittags essen sie dann meistens in der Kantine (wo es in den seltensten Fällen richtig schmeckt), und abends, nach vollendetem Tagwerk, wird dann richtig geschlemmt. Wenn es Ihnen ebenso geht, wird es Ihnen bei der Vorstellung grausen, dass Sie auf eine Abendmahlzeit verzichten sollen.

Ein Mahlzeitenrhythmus wie der geschilderte ist jedoch alles andere als auf die Bedürfnisse des Körpers abgestimmt, ja er ist meistens sogar die Ursache der Verschlackung und Vergiftung, die durch die Mayr-Kur gebessert werden soll. Sobald Sie die Abendmahlzeiten weglassen, kann sich der natürliche Rhythmus wieder einpendeln. Sie werden wieder Appetit auf ein Frühstück verspüren (wenn auch nicht so stark, dass Ihre Fastenkur in Gefahr gerät), und Sie werden immer besser damit zurecht kommen, am Abend nichts zu essen. Diese Umstellung benötigt allerdings etwas Zeit. Bis sich Ihr Organismus daran gewöhnt hat, können Sie ihn abends mit reichlich Flüssigkeit ablenken. Trinken Sie ansonsten den ganzen Tag über, bedenken Sie aber den Abstand zum Essen: eine Viertelstunde vor bis eine Stunde nach den Mahlzeiten sollten Sie möglichst nichts trinken, allenfalls als »Genussmittel« etwas trockenen Wein oder ein Bier.

»Genussgifte«

Genussmittel können Ihnen beim Fasten Fallen stellen. Deshalb erfahren Sie im Folgenden etwas mehr über ihre Wirkung.

Kaffee und Schwarztee

Kaffee und Schwarz- oder grüner Tee sind während einer Fastenkur tabu. Sie beanspruchen nicht nur die Entgiftungskapazitäten der Leber, sondern bewirken auch über eine Insulin-Freisetzung regelrechten Heißhunger. Machen Sie sich also das Leben nicht unnötig schwer!

Durch ihren Gehalt an Koffein (auch in Tee) wirken Kaffee und schwarzer bzw. grüner Tee zusätzlich auf das vegetative Nervensystem ein, das Sie durch die Kur ins Gleichgewicht bringen wollen. Auch der Flüssigkeitshaushalt wird durcheinander gebracht, da Kaffee und Tee Stoffe enthalten, die die Nierendurchblutung anregen. Das wäre zwar zur Entgiftung vorteilhaft, aber damit ginge auch die zur Lösung der Gifte notwendige Flüssigkeit verloren. Zu bedenken ist ferner das Säureangebot, und zu guter Letzt bringen Kaffee und Tee als Aufputschmittel den Biorhythmus durcheinander.

TIPP

Alternative »Stimulanzien« sind Rosmarintee oder eine anregende Kneipp-Übung (s. S. 128 ff). Sie können beispielsweise überall einen Armguss machen (s. S. 142). Auch Rosmarinbäder sind sehr anregend (deshalb nicht am Abend nehmen).

Während der Fastenkur ist es ratsam, Abstand vom Alltag nehmen und sich Ruhe zu gönnen (s. S. 131 f). Sie werden feststellen, dass Sie sich auch ohne Kaffee und Tee frisch und fit fühlen, sobald Sie sich besser auf den Rhythmus Ihres Körpers einstellen. Wer abends lange aufbleibt, der ist am nächsten Morgen schlecht erholt und braucht einen Kick, um den Arbeitsalltag mit dem nötigen Schwung zu bewältigen. Wenn Sie aber die Bedürfnisse Ihres Körpers beachten und ausreichend schlafen, können Sie bald völlig auf Kaffee und Schwarztee verzichten. Eines sollten Sie jedoch wissen, wenn Sie den Kaffee vom Frühstückstisch verbannen: in den ersten Tagen können Entzugserscheinungen auftreten. Sie fühlen sich dann wie zerschlagen und leiden evtl. an Kopfschmerzen. Nehmen Sie dann ein entspannendes Bad und denken Sie daran: Nach einem Tag ist es meist vorüber, und Sie sind doch gerade fest entschlossen, zu entgiften! Nutzen Sie bereits die Vorkur, um sich vorsichtig aus dem Kaffeekonsum »auszuschleichen«. Der oft als Fastentee angepriesene Mate, ein grüner südamerikanischer Tee, enthält ebenfalls Teein bzw. Koffein, was im mayrischen Sinne seine Eignung als Fastengetränk sehr stark relativiert. Dünner Schwarztee oder Grüntee kann evtl. als Kompromiss akzeptiert werden.

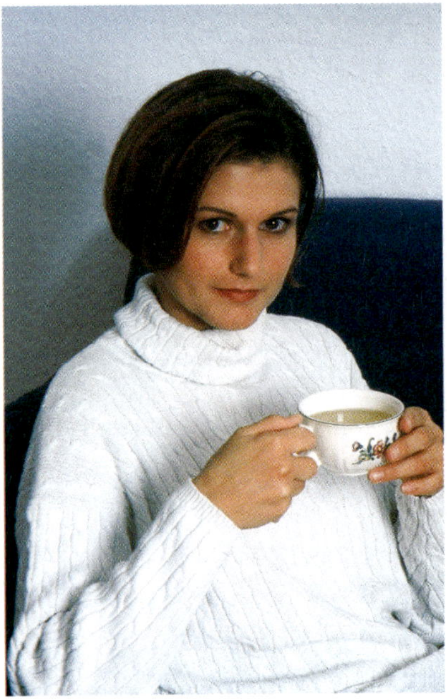

Stopp der schwarzen Brühe! Blonde Tees fördern viel besser Ihr Befinden – auf lange Sicht.

Alkohol

Auch um Alkohol sollten Sie einen großen Bogen schlagen, weil er Ihren Entschluss torpediert, zu entschlacken und zu entgiften. Es ist sinnlos, über alle erdenklichen Wege eine Entgiftung anzuregen, wenn an anderer Stelle weiter Gifte hinzugeschüttet werden.

Die Leber wird durch die anfallenden Giftstoffe belastet und verträgt schon allein aus diesem Grund keine zusätzlichen Schadstoffe. Weiterhin wirkt sich Alkohol auf die Hautdurchblutung und damit den Wärmehaushalt aus, der während des Fastens meist etwas instabil ist. Sie würden also noch mehr auskühlen. Auch die Auswirkungen auf die Psyche sind unerwünscht, denn durch eine Stimulation von außen verhindern Sie den psychischen »Reinigungsprozess«.

Nikotin

Nikotin zwingt den Körper ebenfalls zu Reaktionen, zu denen er freiwillig nicht aufgelegt ist. Wenn Sie mit dem Rauchen anlässlich der Kur aufhören, entgiften Sie Ihren Körper damit gleichzeitig gründlich von den Rauchfolgen! Besonders bei (ehemaligen) Rauchern bildet sich auf der Zunge während des Fastens ein schwarzer Belag aus ausgeschiedenen Rückständen. Der Verzicht auf den Glimmstängel scheint vielen als zu viel verlangt. Nichts essen und dann auch noch mit dem Rauchen aufhören? Indessen: die Lust auf die Zigarette vergeht meist von selbst. Im Fasten wird der Körper sensibel dafür, was positiv und was negativ auf ihn wirkt. Der Widerwillen gegen Tabak stellt sich unaufgefordert ein.

Kaugummi

Kaugummi ein Genussgift? Das mag übertrieben sein, aber er kann Ihrem Fastenvorhaben ein Bein stellen. Wenn Sie Kaugummi kauen, machen Sie Ihrem Körper ein Versprechen (»gleich bekommst du etwas«), das aber nicht eingehalten wird. Da sich der Körper aber alles Notwendige schon bereitgestellt hat (z. B. Insulin, da er aufgrund des süßen Geschmacks Zucker erwartet), reagiert er ungehalten auf die ausbleibende Nahrung und ruft mit Heißhunger-Gefühl das Versprechen in Erinnerung. Und eine Heißhunger-Attacke hat schon so manches Diätvorhaben scheitern lassen! Kein Kaugummi also während des Fastens.

Alternativen zur Milch-Semmel-Kur

Zum Ziel der Entgiftung, Entschlackung und dauerhaft gesunden Ernährung führen verschiedene Wege, der eine kürzer, der andere länger (aber evtl. bequemer). Der direkteste Weg geht über das Teefasten, die beste Kombination aus Entgiftung und Erlernen einer dauerhaft zuträglichen Ernährungsweise bietet die Milch-Semmel-Kur. Mit dieser Kur kommen Sie dem Ziel näher, jedoch erreichen Sie es dadurch noch nicht. Milch und Brötchen allein können keine dauerhaft gesunde Ernährung garantieren. Erst die sich daran anschließenden Aufbau-Stufen führen zum Ziel, die das Verdauungssystem in systematischen Schritten trainieren.

Jede Aufbau-Stufe für sich bietet bereits eine Schonung und ist daher zur Entschlackung geeignet. Wenn Sie nicht so streng fasten möchten oder Ihr Arzt Ihnen davon abrät, können Sie Ihre individuelle Fastenzeit auch mit einer dieser Aufbau-Stufen durchführen. Aber auch dann muss erst der weitere Aufbau über die nachfolgenden Stufen folgen, bevor Sie wieder zur breiten Nahrungsmittelauswahl übergehen. Die einzelnen Stufen sind bei den Aufbautagen ab Seite 105 beschrieben.

Zubereitung der Mahlzeiten

Ein zentrales Prinzip der Mayr-Kur ist die Schonung, die sich durch sorgfältige Nahrungsmittelauswahl und gutes Kauen erreichen lässt. Hinzu kommt aber noch die Zubereitungsart der Lebensmittel, denn auch von ihr hängt die Bekömmlichkeit der Speisen ab (Beispiel: lockeres Kartoffelpüree kontra fette Pommes frites). Die Art der Zubereitung entscheidet wesentlich über den Nährstoffgehalt der Nahrungsmittel.

Kenntnisse über die Zubereitung der Mahlzeiten sind auch für Fastende wichtig, unabhängig von der Art der Mayr-Kur. Bei der klassischen Milch-Semmel-Kur kommen Sie erst beim Nahrungsaufbau damit in Kontakt; wenn Sie eine mildere Fastenform gewählt haben, schon nach der Vorkur.

TIPP

Die wichtigsten Utensilien für eine nährstoffreiche Küche sind der Dämpfeinsatz für den Kochtopf und das Backrohr. Die Bratpfanne räumen Sie für die Dauer des Fastens in eine abgelegene Küchenecke!

Die wichtigsten Zubereitungsregeln lauten:

- Gemüse gründlich waschen und erst kurz vor der Zubereitung schälen und klein schneiden. Im Dämpfeinsatz über Wasser garen. Abschließend etwas Sahne zufügen, weil der Körper die fettlöslichen Vitamine nur in Gegenwart von Fett verwerten kann. Sparsam salzen. Liebstöckel ist ein guter Salzersatz; es gibt auch fertig erhältliche Kräutersalze. Mit Würzkräutern dürfen Sie in den höheren Aufbau-Stufen verschwenderisch umgehen, in den unteren Stufen sind sie weniger geeignet, weil hier eine gewisse Monotonie gewollt ist. Stark reizende Gewürze wie Cayenne-Pfeffer, scharfer Curry u. a. sind nichts für die Zeit des Fastens. Für Gemüsesuppen sind die basenreichen Wurzelgemüse am besten geeignet, z. B. Karotten, Lauch, Sellerie, Petersilienwurzel, Fenchel. Immer streng auf die Verträglichkeit achten!

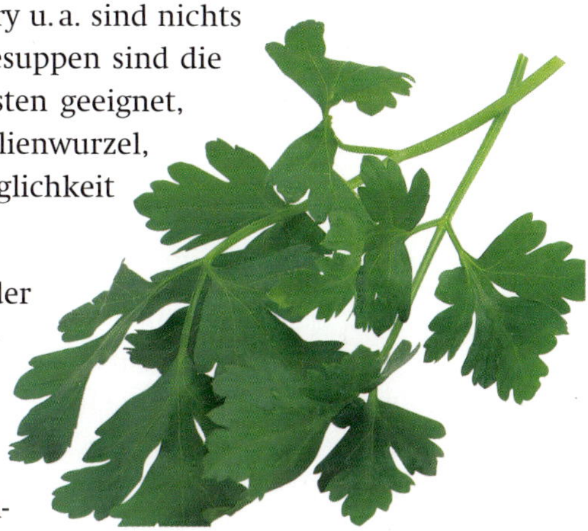

- Kartoffeln werden am besten in der Schale zubereitet (als Pell- oder Folien-Kartoffeln). Allerdings dürfen sie keine Keime erkennen lassen. Keime enthalten giftiges Solanin; gekeimte Kartoffeln müssen daher immer geschält werden. Weitere geeignete Zubereitungsarten für Kartoffeln sind Kartoffelpüree, Kartoffelsuppe oder auf dem Blech gebackene Kartoffelscheiben, die mit sehr wenig Öl bestrichen werden.

- Reis, Buchweizen, Hirse und Grünkern werden im Dämpfeinsatz ohne Löcher unter Flüssigkeitszugabe gegart. Geben Sie Flüssigkeit unten in den Topf und in den Dämpfeinsatz, damit sich das Getreide vollsaugen kann. Beachten Sie bitte: Getreide ist Säurelieferant! Also während der Kur weniger davon essen.

- Gebratenes ist während der Aufbaukost-Stufen nicht erlaubt.

Die Aufbau-Stufen

Auch bei einer weniger strengen Mayr-Variante gelten immer die Regeln der Esskultur. Wenn Sie eine hohe Schonung des Darmes möchten (Stufe A 1), kochen Sie Gemüse (s. Liste S. 142) in wenig Wasser und geben es anschließend durch ein Sieb. Die Kochflüssigkeit wird mit verwendet. Die Mahlzeiten bestehen also aus mehr oder weniger dünnen »Eintöpfen«, die mit einem geizigen Schuss Sahne verfeinert werden dürfen. Bitte würzen Sie kaum, denn auch die Monotonie ist ein wichtiger Schonfaktor!

Die nächste Stufe (A2) ist gedämpftes Gemüse. Es soll keinen Kontakt mit dem Kochwasser bekommen, damit es nicht auslaugt. Hierfür bewährt sich ein Dämpfeinsatz, der in jeden Kochtopf paßt und das Gargut über dem Wasserspiegel hält. In dieser Stufe werden wenig reizende Gemüse gewählt. Das Gemüse soll lieber etwas zu weich gekocht als zu knackig sein (das gilt aber nur für die Schonkost-Phase!). Das Frühstück, vor allem aber das Abendessen, fällt eher spartanisch aus (s. S. 148).

In den nächsthöheren Stufen, den drei Vitalkost-Stufen (V1–V3), wird die Nahrungsmittelauswahl noch mehr erweitert. Sie können jede dieser Stufen als Kurgrundlage wählen. Seien Sie aber nicht enttäuscht, wenn sich keine durchschlagende Wirkung einstellt! Bei den weniger strengen Fastenformen werden sich die positiven Veränderungen, die sich durch die Milch-Semmel-Kur erzielen lassen, kaum so schnell einstellen. Die Gefahr besteht darin, dass sich Erfolge so unmerklich anbahnen, dass Sie keine Notiz davon nehmen und infolgedessen entmutigt sind.

Für eine längere Dauer wiederum sind die Aufbaukost-Stufen zu einseitig. Der übliche Weg ist daher entweder die Milch-Semmel-Kur oder dann die milde Ableitungsdiät, die über längeren Zeitraum hinweg durchgeführt werden kann und eine Weiterentwicklung der Mayr-Kur durch den Mayr-Schüler Rauch darstellt.

Die milde Ableitungsdiät

Jede Kur, der die Faktoren Schonung – Säuberung – Schulung zugrunde liegen, ist eine Mayr-Kur. Wenn Sie sich das Fasten nicht zutrauen, können Sie über längere Zeit (aber nicht auf Dauer!) eine weitere weniger strenge Kurvariante, die milde Ableitungsdiät, durchführen. Die Darmreinigung mit Bittersalz und/oder Einlauf behalten Sie bei, ebenso wie die Regeln nach Mayr. Zur Nahrungsmittelauswahl müssen Sie nur die nachfolgend genannten Regeln beachten:

- Verzichten Sie auf schwer verdauliche, ballaststoffreiche Speisen wie Kohlgerichte, schweres Vollkornbrot, frisches Brot, Hülsenfrüchte und alle individuell schwer bekömmlichen Speisen.

- Verzichten Sie auf Rohkost jeder Art mit Ausnahme der Zitrusfrucht-Schnitte zum abendlichen Tee.

- Schlagen Sie einen großen Bogen um alle fetten Gerichte, besonders um Fritiertes, Paniertes, Gebratenes, um Mayonnaise, Wurst, Käsesorten außer Magerstufen.

- Erlaubt ist Butter in Maßen.

- Zucker (auch Trauben- und Fruchtzucker), Sirup, Süßigkeiten, Marmelade und Eis sind absolut ungeeignet. Zum Süßen können Sie wenig Honig, Apfel-, Rüben- oder Birnenkraut (ein sirupähnlicher Dicksaft) verwenden.

- Genussgifte wie Kaffee, Schwarztee, Alkohol, Nikotin verhindern den Entgiftungs- und Fastenerfolg. Verzichten Sie darauf.

Eine Ernährung nach diesen Regeln können Sie über einige Wochen durchführen. Auf Dauer ist sie allerdings zu unausgewogen (kein Obst, keine Rohkost!). Ziel einer Mayr-Kur kann ja nicht sein, nur noch mit einer einseitigen Nahrung zurechtzukommen, sondern Ziel ist die Schulung, die auch die Verträglichkeit von »anspruchsvolleren« Nahrungsmitteln einschließt.

Bitte beachten Sie:
Für alle Arten des strengeren oder des eingeschränkten Fastens beachten Sie bitte die folgenden Punkte:

- Wenn Sie Medikamente nehmen, unbedingt den Rat eines fastenerfahrenen Arztes einholen! Die Wirkung oder Ihre Empfindlichkeit gegenüber Medikamenten könnte gesteigert oder herabgesetzt sein und damit unerwünschte Reaktionen bewirken.
- Wenn Sie üblicherweise morgens die Pille nehmen, dürfen Sie sie frühestens eine Dreiviertelstunde nach dem Bittersalz-Trunk schlucken. Auch hier ist zu raten, den Arzt zu befragen.

Ruhepausen gehören dazu!

Um das Umschalten des sympathischen Nervensystems auf das parasympathische zu erleichtern, legen Sie vor jeder »Mahlzeit«, unabhängig davon, ob Sie Semmeln oder etwas aus der Aufbaukost verzehren, eine Ruhepause ein, deren Wirkung durch Wärmeauflagen sehr gefördert wird. Durch Wärme an der geeigneten Stelle (auf dem Leib) unterstützen Sie zudem die Leberdurchblutung und damit die Entgiftung. Die Sekretion von Verdauungssäften wird ebenfalls angeregt.

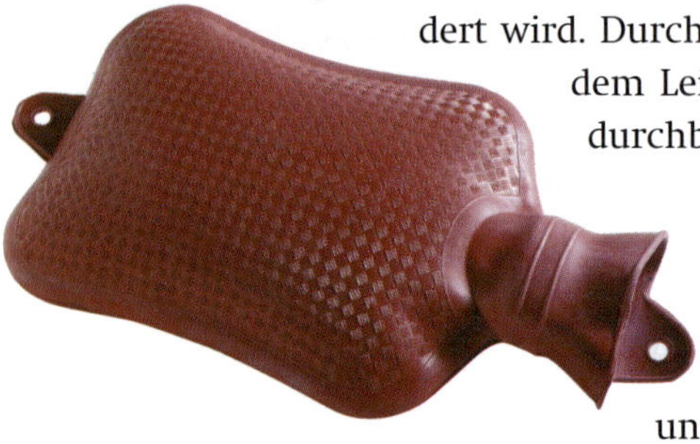

Am besten wirkt feuchte Wärme, denn ihre Wirkung wird schneller und nachhaltiger vermittelt als bei trockener Wärme (Wärmflasche). Sie können eine feucht-warme Leibauflage wählen oder einen Wickel anlegen. Weniger zeitraubend ist eine Wärmflasche auf dem Leib. Bedenken Sie aber, dass Sie die Kur zu Hause nur richtig durchführen, wenn Sie sich reichlich Zeit für alles lassen! Greifen Sie auf die Wärmflasche daher eher in der Zeit der Nachkur zurück, wenn Sie z. B. wieder im Berufsleben stehen. Dann ist die Wärmflasche besser als gar keine Wärmeauflage.

Leibauflage – so gehen Sie vor:

Legen Sie sich

- ein Leintuch (z. B. Geschirrhandtuch)
- ein größeres Baumwolltuch
- ein Wolltuch (Flanell)

zurecht.

Falten Sie das Leintuch auf doppelte Handbreite zusammen. Tauchen Sie es in heißes Wasser und legen es mit der Mitte auf den rechten Rippenbogen auf. Darüber kommt das Baumwolltuch und abschließend das Wolltuch. Das Wolltuch soll die Haut nicht berühren, da man es nicht heiß auswaschen kann.

TIPP Waschen Sie Tücher, die Sie für Auflagen oder Wickel verwenden, nicht mit Weichspüler, denn dann sind sie viel weniger saugfähig!

Die Leibauflage bleibt für etwa eine Viertelstunde oder auch länger liegen (bis Sie Ihnen nicht mehr angenehm ist). Wenn Sie eine zusätzliche entgiftende Wirkung hervorrufen möchten, ist der Leibwickel besser geeignet, für den Sie allerdings mehr Zeit benötigen (s. S. 145). Wenn Sie eine Wärmflasche verwenden, können Sie ein feuchtes Tuch unterlegen, um die Wirkung zu steigern. Ob Auflage oder Wärmflasche: Die Ruhe dabei ist wichtig! Sie können z. B. entspannende Musik hören. Es gibt einen großen Markt an ohrgängiger Meditationsmusik.

Unterstützen Sie die Entgiftung

Sobald Sie mit dem Fasten begonnen haben, werden Sie feststellen, dass die Entgiftung keine graue Theorie ist:

- der Körpergeruch verändert sich (Entgiftung über die Haut)
- auf der Zunge bildet sich ein dicker weißlicher bis gelblicher oder grauer Belag
- teilweise sondert die Augen-Bindehaut verändertes Sekret ab
- bei Frauen verstärkt sich u. U. der Ausfluss (Entgiftung über die Schleimhäute)
- es entwickelt sich Mundgeruch (Entgiftung über die Lunge)
- der Urin verändert sich in Farbe und Geruch (Entgiftung über die Niere)
- der Stuhlgang riecht zunächst intensiver als sonst (Entgiftung über Leber, Galle und Darm)

Alle diese Veränderungen mögen Ihnen unschön erscheinen, sind aber ein Beleg dafür, dass Ihr Körper bestens funktioniert, dass Sie eine richtige Entscheidung mit der Entgiftungskur getroffen haben und dass eine Entgiftung tatsächlich notwendig war. Die Entgiftungsanzeichen verschwinden allerdings mit Sicherheit, sobald Sie wieder voll essen.

Angenehm und effektiv: Kneipp-Anwendungen

Um die Entgiftung zu unterstützen, haben sich seit längerem zusätzlich zur klassischen Mayr-Kur weitere Komponenten bewährt, mit denen sich das Fasten wesentlich angenehmer gestalten lässt. Gleichzeitig lässt sich mit diesen Maßnahmen sinnvoll der Kreislauf stützen. Zum größten Teil gehen sie auf Sebastian Kneipp (1821–1897) zurück, der ein umfassendes Gesundheitskonzept entwickelte. Eine Säule dieses Therapie-Gebäudes besteht in der Kneipp-Wassertherapie, deren bekannteste Anwendung wohl das Wassertreten ist. Insgesamt wurden über 120 Kneipp-Anwendungen systematisch beschrieben. In den Kliniken des Autors haben sich einige dieser Gesundheitsübungen besonders herauskristallisiert, die das Fasten sehr wirkungsvoll unterstützen. Im Kapitel »Die Wohlfühl-Anwendungen« (S. 125 ff) sind solche Anwendungen geschildert.

Die Bauchbehandlung

Aus einer ärztlich geführten ambulanten oder stationären Mayr-Kur ist die von Mayr entwickelte Bauchbehandlung nicht wegzudenken. Dieser Bestandteil der Komponente »Schulung« erfordert viel Fingerspitzengefühl und ist nur in speziellen Mayr-Kursen zu erlernen. In Mayr-Kursen werden nur Ärzte, keine Heilpraktiker oder Laien ausgebildet. Sie schließen immer eine Selbsterfahrung der Kursteilnehmer ein, sodass Sie nie einen Mayr-Arzt treffen werden, der nicht selbst schon das Fasten am eigenen Leib erfahren hat! Die Bauchbehandlung ist ausgesprochen angenehm.

- Sie regt mild die Darmtätigkeit an, fördert die Entspannung der Darmabschnitte, steigert die Durchblutung und den Lymphabfluss.
- Der Bauchumfang verkleinert sich messbar, der Bauch wird straffer und schöner. Durch die verbesserten Verhältnisse im Bauch wird gleichzeitig spürbar die Atmung unterstützt, die Haut wird rosiger, und bei Frauen lässt sich beispielsweise beobachten, dass auch die Brusthaut durch die verbesserte Durchblutung straffer wird!

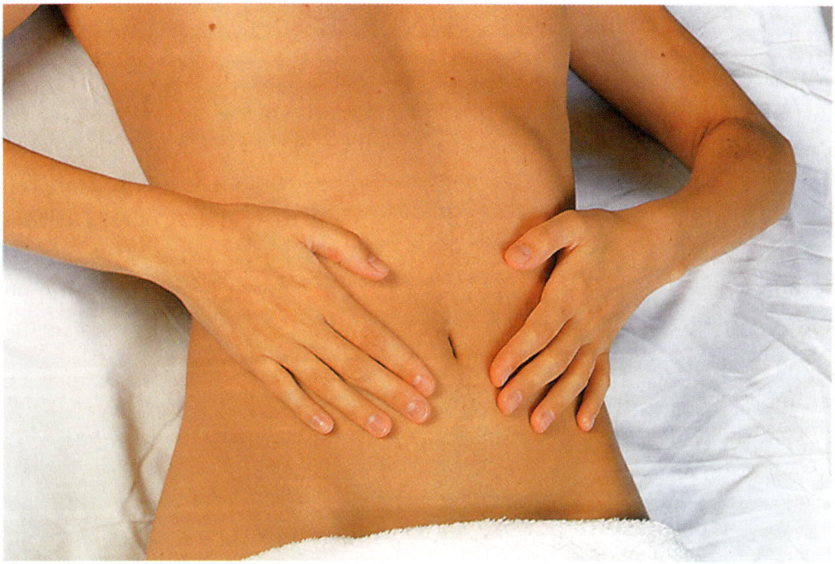

Wenn Sie an Ihrem Ort keinen Mayr-Arzt finden, können Sie eine (weniger intensive) Bauchbehandlung selbst durchführen.

Wenn Sie zu Hause ohne ärztliche Begleitung kuren, müssen Sie auf die Bauchbehandlung verzichten. Sie können aber dennoch Ihren Bauch sanft massieren:

- Legen Sie sich bequem auf den Rücken.
- Tasten Sie Ihren Beckenkamm auf beiden Seiten und legen Sie Ihre Handkanten in die Rille, die sich parallel zum Beckenkamm nach innen hin bildet. Versuchen Sie, den unteren Rand des Darmpaketes zu tasten. Meistens spüren Sie auch hier eine Rille, die sich in unterschiedlicher Entfernung zum Schamhügel befindet. Umfassen Sie nun das Darmpaket sanft!
- Der wichtigste Griff besteht darin, nun das ganze Darmpaket in Richtung Brustkorb hochzuschieben und so den Körper vom Gewicht des Darminhalts zu entlasten (im Stehen wäre diese Wirkung natürlich viel ausgeprägter).

- Achten Sie auf Ihre Atmung: Beim Einatmen geben Sie dem Druck nach, beim Ausatmen folgen Ihre Hände mit dem Darmpaket nach oben. Anfangs atmen Sie tief, bis Sie ein Gefühl für die Bewegungen im Rumpf erhalten haben. Nach einigen tiefen Atemzügen atmen Sie wieder flacher.
- Üben Sie auch die entsprechende Atmung ein: Beim Einatmen soll sich der Bauch nach außen und oben wölben, beim Ausatmen fällt er wieder zusammen. Bei der Wölbung nach außen üben Sie mit den Händen, die das Darmpaket umgreifen, einen sanften Gegendruck auf die Leibwand aus, lassen ihn dann jedoch kurz nach, um ihn beim Ausatmen wieder zu verstärken.

Massieren Sie Ihren Leib auf diese Art für etwa 5–10 Minuten. Richten Sie sich anschließend langsam auf!

Fasten und Bewegung

Etliche Ärzte lehnen Fasten ab, weil nicht nur Fett, sondern auch Eiweiß abgebaut wird. Der tägliche Eiweißumsatz ist beträchtlich; zahlreiche Zellen werden ab- und wieder neu aufgebaut. Das Nahrungseiweiß muss den täglichen Verlust von ca. 30–60 g ersetzen. Während des Fastens verzichten Sie jedoch überwiegend auf Eiweiß-Zufuhr, wenn man von den 10–20 g Eiweiß in Milch und Brötchen absieht. Der Eiweiß-Bedarf bleibt dennoch bestehen.

Da der Organismus immer auf höchste Ökonomie bedacht ist, setzt er das am wenigsten benötigte Eiweiß frei und stellt es für den täglichen absolut notwendigen Bedarf zur Verfügung. Verschiedene Untersuchungen weisen darauf hin, dass bei etlichen Krankheiten eine erhöhte krankhafte Eiweißspeicherung besteht, am ehesten verursacht durch ein Eiweiß-Überangebot, das mit zur Verschlackung des Bindegewebes und der Zwischenzell-Substanz beiträgt. Um diese Eiweißstoffe frei zu bekommen, muss dem Organismus signalisiert werden, dass er nicht statt dessen das leichter erreichbare Muskeleiweiß anbrechen darf. Das bedeutet: Muskeln beanspruchen – viel bewegen! Je mehr die Muskeln beansprucht werden, desto weniger fallen sie einem Abbau anheim und desto eher verlegt sich der Körper auf den Abbau von Eiweißablagerungen.

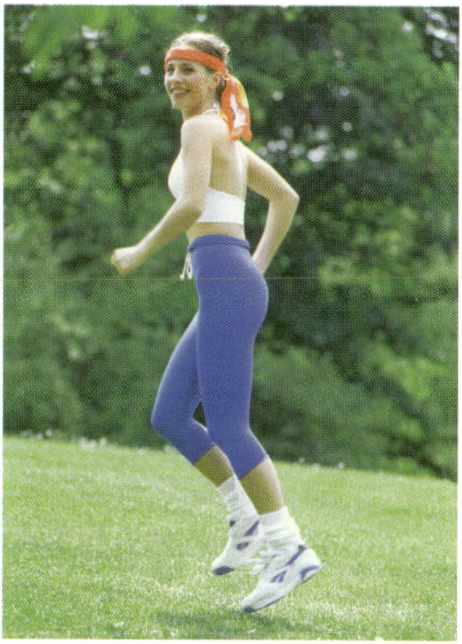

Durch dosierte Bewegung steigern Sie die Wirkung des Fastens und reduzieren seine »Nebenwirkungen«.

Ein zweiter Mechanismus macht Bewegung im Fasten wertvoll. Bewegung geht immer mit einer vertieften Atmung einher. Bei jedem Atemzug wird Kohlensäure abgeatmet. Da sich während des Fastens Säuren ansammeln, ist diese Säure-Abatmung hoch erwünscht. Ganz falsch wäre es also, sich beim Fasten ins Bett zu legen und zu schonen! Tatsächlich fühlt man sich auch nur an den ersten Fastentagen etwas schwach, so lange, bis sich der Kreislauf an die geänderten Verhältnisse gewöhnt hat. Danach ist man gut zur Bewegung aufgelegt. Aber bitte keine Übertreibungen, damit sich nicht zu viel Säure auf einmal ansammelt!

TIPP

Wenn Sie Sport treiben, sollten Sie jederzeit immer noch durch die Nase atmen können. Sobald Sie durch den Mund atmen müssen, ist das ein indirekter Hinweis darauf, dass die Sauerstoffversorgung nicht mehr ganz ausreicht und die Muskeln zu übersäuern beginnen (s. S. 94). Vor zu viel Bewegung ist auch abzuraten, wenn bei Ihnen schon sehr viele Schlacken im Gewebe abgelagert sind. In diesem Fall kommen sehr viele unerwünschte Stoffe auf einmal frei, wenn Sie sich ausgiebig bewegen, denn die Durchblutung wird stark angeregt. Eine Rückvergiftungskrise kann die Folge sein.

Schwimmen ist gesund, aber während des Fastens eher weniger gut geeignet. Die Wassertemperatur liegt üblicherweise mindestens 10° C unter der Körpertemperatur, sodass die während des Fastens erhöhte Gefahr der Auskühlung noch weiter verstärkt wird. Auf die Auskühlung reagiert der Körper dann mit reflektorischen Muskelverspannungen, besonders an Hals- und Lendenwirbelsäule. Schwimmen ist deshalb nur denjenigen zu empfehlen, die auch im Fasten noch »vor Wärme strotzen«. Die beste Zeit ist um 15 Uhr, dann ist der Wärmehaushalt am ehesten darauf eingerichtet. Wer während des Fastens fröstelt, verzichtet lieber auf Schwimmen. Am besten geeignet sind Spazierengehen oder Joggen und Radfahren, wenn Sie es schon vor dem Fasten praktiziert haben.

Nach dem Fasten geht es weiter ...

Während der Milch-Semmel-Tage stellt sich Ihr Verdauungstrakt auf Schonung um. Anschließend ist er aber nur allmählich wieder belastbar. Jetzt müssen Sie aufpassen: Wählen Sie Ihre Nahrungsmittel aus den Listen der jeweiligen Stufe aus (s. u.) und notieren Sie sich, wenn Sie etwas nicht vertragen haben.

Die Unverträglichkeit kann manchmal darauf beruhen, dass der Körper noch nicht wieder imstande ist, das Nahrungsmittel aufzuschließen. Bei Äpfeln hat sich z. B. bewährt, sie zunächst gedämpft zu verzehren. Teilweise beruht eine schlechte Bekömmlichkeit aber auch auf einer Allergie oder einer bestimmten Unverträglichkeit. Der Nahrungsaufbau ist die beste Zeit, derartigen Dingen auf die Spur zu kommen.

TIPP

Anzeichen für eine Unverträglichkeit sind nicht nur Völlegefühl, Aufstoßen, Blähungen und ähnliche Zeichen vonseiten des Verdauungstraktes, sondern auch beschleunigter Puls, Schweißausbruch oder Hitzegefühl.

Beobachten Sie sich genau und gehen Sie zur nächst höheren Aufbau-Stufe erst über, wenn Sie sich sicher sind, dass Sie die Nahrungsmittel dieser Stufe gut vertragen haben. Wenn Ihnen bereits bekannt ist, dass

Sie eines der in der Liste geführten Nahrungsmittel nicht vertragen, lassen Sie es entweder ganz weg oder testen es nur ganz vorsichtig.

Der Nahrungsaufbau ist Bestandteil der Fastenkur und nicht ein unwichtiges Anhängsel! Er sollte mindestens 30–50 % der Zeit des Fastens in Anspruch nehmen.

In einigen Fasten»schulen« wird von Fastenbrechen gesprochen. Das trifft den Kern der Sache nicht ganz, denn der Übergang vom Fasten zur »normalen« Ernährung verläuft im Idealfall sehr sanft und gleitend, in keiner Weise gewaltsam, wie der Ausdruck Fastenbrechen suggeriert.

Mengenangaben sind beim Nahrungsaufbau bewusst nicht angegeben. Sie sollen vollständig darauf vertrauen, was Ihr Körper Ihnen mitteilt! Vor einem Fehler muss gewarnt werden: Vor lauter Begeisterung, dass Sie nun wieder essen dürfen, sollten Sie nicht die Regeln nach Mayr vergessen! Auch jetzt heißt es ganz streng: Gründlichst kauen, in Ruhe essen, genießen, niemals im übermüdeten Zustand essen! Hier liegt auch die Gefahr des ambulanten Kurzfastens zu Hause, denn nach wenigen Fastentagen kauen Sie möglicherweise noch nicht »automatisch« gründlich.

Was für das Fasten gilt, gilt auch für den Nahrungsaufbau: Halten Sie sich alle gesellschaftlichen Verpflichtungen vom Hals, denn die gehen immer mit Essen oder Trinken einher, und Sie können sicher sein, dass nichts Geeignetes darunter ist. Bei Buffets beispielsweise ist der Appetit der Berater und nicht der Hunger – Sie übertölpeln Ihr Sättigungsgefühl. Als Spielverderber möchte man auch nicht dastehen. Verderben Sie sich also den Kurerfolg nicht, indem Sie das Fasten oder den Aufbau gewaltsam unterbrechen (es würde Ihnen übrigens auch schlecht bekommen!). Unterschieden werden vier Aufbau-Stufen. Die letzte Stufe (Vitalkost 3) ist auf Dauer als Ernährungsrichtlinie geeignet.

Der Gewichtsverlauf

Auf völliges Unverständnis stößt oft die Tatsache, wenn normal- oder sogar untergewichtige Leute erzählen, der Arzt habe ihnen eine Fastenkur empfohlen. In einer Fastenklinik treffen Sie nicht besonders viele ausgesprochen Dicke an, aber erstaunlich viele schlanke Menschen. Hier sitzt man einem Trugschluss auf, wenn man urteilt: der/die hat das doch wohl nicht nötig!

Fasten bei Unter- oder Idealgewicht

Untergewicht beruht heute selten auf einem unzureichenden Nahrungsangebot, sondern fast regelmäßig auf einer Verdauungsschwäche. Dem Körper wird zwar ausreichend Heizmaterial zur Verfügung gestellt, aber er kann es nicht verwerten. An diesem Punkt setzt die Mayr-Behandlung an: Durch die Schonung (also Fasten!), durch Säuberung und Schulung kann der Verdauungstrakt so weit gesunden, dass er die angebotene Nahrung nun auch angemessen verwerten kann. Im Anschluss an die »Abmagerung«, die in diesem Falle eine Entschlackung und Wiederherstellung normaler Verdauungsverhältnisse ist, nehmen diese Patienten an Gewicht (meist Muskelmasse) und Vitalität zu.

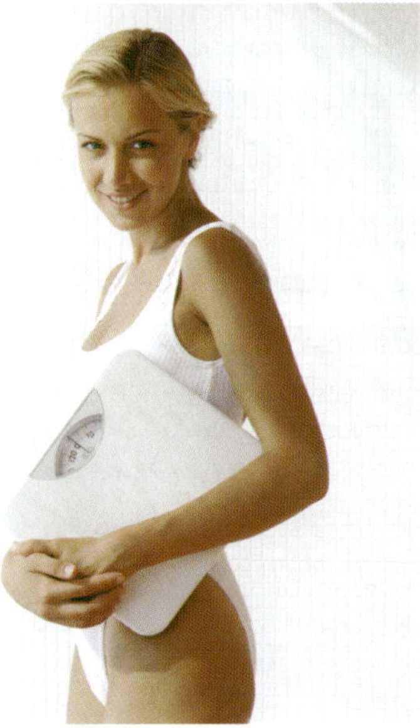

Bringen Sie Ihre Waage mal für einige Zeit in die Rumpelkammer!

Wer sich sein Ideal- oder Untergewicht allerdings durch jahrelange bewusste Fehlernährung eingehandelt hat, beispielsweise die Kaffee-Zigaretten-Gerippe, muss eine Fastenkur nur mit äußerster Zurückhaltung angehen. Eine Umstellung auf vollwertige Ernährung muss hier das ganz bewusst bejahte Ziel sein. Wegen der schnell zu erwartenden Mangelerscheinungen im Fasten ist die ärztliche Begleitung unverzichtbar.

Fasten bei Normal- und Übergewicht

Bei Übergewichtigen ist die Gewichtsreduktion natürlich immer ein gewollter Nebeneffekt, denn Übergewicht beeinträchtigt die Gesundheit. Wenn Sie Übergewicht mit sich herumschleppen, fasten Sie umso lieber, weil Sie den Erfolg auch auf der Waage sehen können.

Natürlich gibt es auch Menschen, die ihr Normal- oder sogar Idealgewicht haben und gar nicht abnehmen müssten, legt man die entsprechenden Tabellen zugrunde. Hier liegt aber der Trugschluss der modernen Medizin bzw. Ernährungswissenschaften: Tabellen geben immer nur Aufschluss über einen Querschnitt an einer mehr oder weniger großen Zahl von Menschen. Mit genau Ihnen muss das gar nichts zu tun haben. Die Gruppe der Raucher hat oft ein geringeres Durchschnittsgewicht als die Gruppe der Nichtraucher. Gesünder sind sie deshalb nicht.

Selbst wenn Sie also mit Ihrem Gewicht zufrieden sind, bringt Fasten Ihnen einen enormen Gewinn, wie wir vorher eingehend beschrieben haben. Wenn Sie aber Übergewicht haben, werden Sie durch das Fasten noch zusätzlich durch den Gewichtsverlust belohnt. Wer viel Übergewicht mit sich herumschleppt, lädt beim Fasten auch viel davon ab. Wer nichts Überflüssiges am Leib hat, der büßt auch kaum Gewicht ein: Der Organismus ist in der Lage, sinnvoll zu steuern.

Der Gewichtsverlust ist also nicht bei allen Menschen gleich. Ein Versprechen wie »10 Pfund in 10 Tagen« ist immer völlig fehl am Platze. Und überhaupt ist der Gewichtsverlust kein Anzeiger für den Verlust an Fettmasse!

Trotz allem spannend: der Gewichtsverlust

Anfangs verlieren Sie relativ schnell Gewicht, bis zu 1000 g am Tag, manchmal auch darüber. Bei Männern stabilisiert sich der Verlust dann um 400–500 g, bei Frauen um 200–300 g täglich. Das ganz strenge Teefasten führt übrigens nicht zu einem noch höheren Gewichtsverlust! Das macht die Milch-Semmel-Kur so gut akzeptabel. Die Vorstellung geht dahin, dass im Feuer der wenigen, durch die Semmel angebotenen Kohlenhydrate die im Fasten frei werdenden Abbauprodukte gut verbrennen.

Zu Beginn der Fastenkur ist der Gewichtsverlust auch deshalb so groß, weil Sie den Darm entleeren und das Gewebe der Darmwurzel entstaut wird. Erst nach dem letzten Aufbautag dürfen Sie dann Ihr endgültig erreichtes Gewicht bestimmen, denn der Darm füllt sich wieder auf.

Das Fasten wirkt sich deutlich auf den Flüssigkeitshaushalt aus. Zu Beginn wird viel überflüssiges Wasser aus dem Gewebe ausgeschieden. Der Gewichtsverlust ist auch aus diesem Grunde anfangs groß, dann verlangsamt er sich jedoch zusehends.

Regelrecht schockiert sind viele Fastende, wenn sich plötzlich der Zeiger der Waage wieder nach oben bewegt, und das trotz der »Kasteiung«! Das ist insofern ein gefährlicher Moment, als hier viele die Flinte – bitter enttäuscht – ins Korn werfen. Die Erklärung wurde bereits gegeben: Wenn der Körper beim Entgiften plötzlich an ein wohlgefülltes Depot gelangt, werden schlagartig reichliche Mengen an Schlacken frei, die der Organismus als Gegenmaßnahme verdünnt, sodass zunächst Wasser im Körper zurückgehalten wird, und das macht sich auf der Waage bemerkbar.

Ein zweiter Mechanismus führt ebenfalls während des Fastens zum Gewichtsanstieg, und das ist zuviel Bewegung. Sie führt zur Sauerstoffnot, zur Übersäuerung und damit zum Zurückhalten von Flüssigkeit, um die anfallende Säure zu verdünnen. Aufgrund dieses sinnvollen Steuerungsmechanismus ist also keine Panik angesichts des Gewichtes angebracht. Die zurückbehaltene Flüssigkeit wird in den nächsten Tagen vollständig ausgeschieden.

Beim Nahrungsaufbau steigt oft das Gewicht wieder etwas an, denn nun füllt sich der Darm wieder (im gesunden Maße). Dadurch kann ein Plus von bis zu 1,3 kg zustande kommen. Nach einigen Tagen stabilisiert sich das Gewicht. Wenn es Ihnen tatsächlich gelingt, Ihre Ernährung dauerhaft umzustellen, nähert sich das Gewicht, wie vorher beschrieben, Ihrem persönlichen Idealgewicht stetig an. Aber auch Ihr persönlicher Wert ist keine Konstante. Die meisten Menschen nehmen regelmäßig im Winter zu und im Frühjahr/Sommer wieder ab. Das hängt mit dem Hormonhaushalt zusammen und ist völlig natürlich und sinnvoll. Wie viele Tiere futtern sich einen Winterspeck an!

Kennen Sie diesen Teufelskreis?

Die Fixierung auf das Körpergewicht stößt nicht selten einen Teufelskreis an. Sie lesen in einer Tabelle, dass Sie 1 kg Übergewicht haben, Sie erschrecken, kaufen sich eine Kalorientabelle, beginnen eine Abmagerungskur und denken bloß noch ans Essen. Davon bekommen Sie nagenden Hunger, knuspern etwas mit der Folge, dass Sie nun auch noch ein schlechtes Gewissen haben. Schließlich essen Sie überhaupt nicht mehr bedarfsgerecht. Viele sind ständig dabei, entweder ab- oder zuzunehmen; ein Gleichgewicht existiert überhaupt nicht mehr.

Diesen Fehler sollten Sie vermeiden, und während des Fastens lernen Sie, auf die Signale Ihres Körpers zu vertrauen. Wenn Sie im Anschluss an Fasten und Nahrungsaufbau dennoch nicht immer »vernünftig« essen können und deshalb zunehmen, gibt es einen einfachen Trick, das einmal erreichte Gewicht zu halten und immer wieder auch etwas zu entgiften: Verzichten Sie ab und zu auf die Abendmahlzeit und trinken Sie stattdessen reichlich Tee (nicht zu spät abends, sonst ist wegen des Drucks in der Blase die Nachtruhe gestört!). Sie können auch regelmäßig Entlastungstage (s. S. 122) einlegen.

Die Zeit danach

Am meisten profitieren Sie vom Fasten, wenn Sie danach nicht in die alten Gewohnheiten zurückfallen, sondern wenn Sie es als Einstieg in eine neue, gesündere Ernährungsweise nehmen, die auf vier Säulen ruht (s. u.): der Esskultur nach Mayr, dem ausgewogenen Säure-Basen-Haushalt, reichlicher Flüssigkeitszufuhr und einer ausgewogenen Mischkost in sinnvoller Zubereitung. Die Esskultur wurde bereits beschrieben. Der

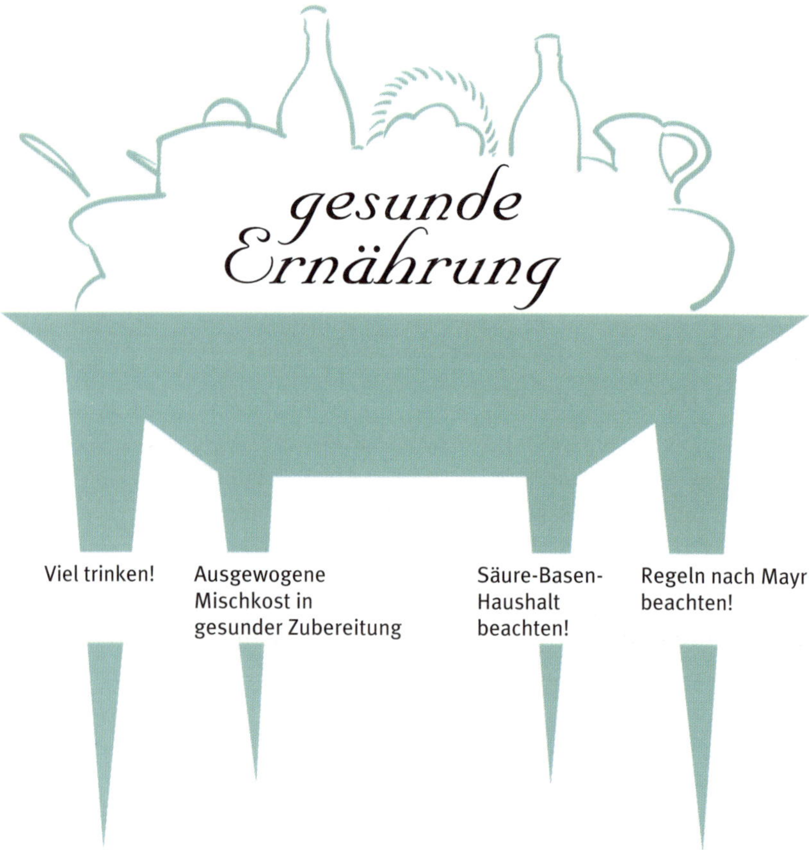

So ernähren Sie sich gesund! Vier Säulen tragen die gesunde Ernährung.

Säure-Basen-Anteil der Nahrung wird so bemessen, dass etwa 80% der Nahrungsmittel basischer, etwa 20% saurer oder säurebildender Natur sind (s. Übersicht Seite 60).

Als »Flüssigkeit« im Sinne der gesunden Ernährung wird lediglich Wasser und Kräutertee definiert. So viel wie während der Entschlackungsphase müssen Sie selbstverständlich nicht mehr trinken, aber 2,5 l am Tag bleiben die Richtschnur. Die in den meisten Fällen optimale Dauernahrung ist die ovo-lakto-vegetabile Ernährung (ovo = Ei-, lakto = milch-, vegetabil = obst-/gemüsehaltig). Fleisch wird zur Beilage; der Schwerpunkt liegt auf Obst und Gemüsen. Die Nahrungsmittel sollten möglichst wenig verarbeitet sein. Beachten Sie die Herkunft; ziehen Sie Obst und Gemüse aus biologischem Anbau den konventionell gezogenen Vegetabilien vor, da es reicher an Mineralstoffen und Spurenelementen ist. Fleisch aus artgerechter Tierhaltung ist am günstigsten.

Mit der richtigen Ernährung, die auf die Bedürfnisse des Körpers Rücksicht nimmt, können Sie kein Übergewicht halten! Sie werden auf Dauer Ihr persönliches Idealgewicht erreichen, bei dem Sie sich am wohlsten fühlen und das bei Ihrer ganz individuellen Konstitution das Beste für Sie ist.

Eine Fastenperiode sollten Sie von nun an jedes Jahr einplanen, um das erreichte verbesserte Gesundheitsniveau zu stabilisieren oder sogar noch weiter zu steigern. Damit wird das Altern etwas aufgehalten; es gibt »alte« Alte und »junge« Alte – Letzteres sollte Ihr Lebensziel für die Zukunft sein.

Als Alternative bietet sich auch ein wöchentlicher Fastentag an, für den sich in unserem Kulturkreis aus sinnvollen Gründen das traditionell von der christlichen Kirche geübte Freitagsfasten anbietet.

Entlastungstage

Ihr Körper wird es Ihnen danken, wenn Sie ab und zu einen Entlastungstag in Ihren Wochenplan einbauen. Entlastungstage können auf unterschiedlicher Nahrungsgrundlage beruhen:

- Molketag
- Reistag
- Kartoffeltag
- Hafertag

Bis mittags nehmen Sie die jeweils beschriebenen Nahrungsmittel zu sich (so viel Sie wollen) oder legen einen Milch-Semmel-Tag ein. Abends dann nur noch Tee löffeln. Molke enthält sehr viele Nährstoffe in einer geeigneten Konzentration und unterstützt die Bakterienflora des Darmes. Kurmolke ist besonders reich an rechtsdrehender Milchsäure. Der Hafertag ist besonders für Menschen mit Magen- und Darmbeschwerden geeignet, da Hafer den Verdauungstrakt am besten schont.

TIPP Reis und Kartoffeln sind sehr kaliumreich. Kalium ist im Körper ein Gegenspieler zum Natrium. Natrium nehmen wir in Form von Kochsalz (Natriumchlorid) meist im Übermaß zu uns. Durch Natrium wird Wasser im Körper gebunden. Bei einem hohen Kaliumangebot wird Natrium vermehrt ausgeschieden und mit ihm das gebundene Wasser. Reis- und Kartoffeltage sind also bestens dazu geeignet, Wasseransammlungen im Körper auszuschwemmen, besonders auch bei Neigung zu Flüssigkeitsansammlungen in den Geweben.

Molketag:

Bis 12 Uhr trinken Sie etwa 1–1,5 l Molke. Ansonsten viel Flüssigkeit trinken (s. Tabelle 1, S. 90).

Reistag:

Sie können polierten oder Vollkornreis wählen, auf jeden Fall muss er ohne Salz gekocht werden. Ca. 150 g Reis (Naturreis bis 200 g) kochen. Je zur Hälfte morgens (z. B. mit Obst) und mittags (z. B. mit gedämpften Tomaten) essen. Abends nur Kräutertee.

Kartoffeltag:

Kartoffeln zum Frühstück sind ziemlich gewöhnungsbedürftig! Sie können statt dessen auch Obst genießen. Mittags Pell- oder Folien-Kartoffeln mit Kräutern oder im Rohr gebackene Kartoffelscheiben, dazu Salat oder Tomaten. Weitere Möglichkeit: Kartoffelsuppe, z.B. mit Sellerie und Karotten. Insgesamt ca. 600 g Kartoffeln verzehren.

Hafertag:

150–200 g Haferflocken für morgens und mittags. Geeignete Gerichte sind beispielsweise Haferbratlinge, Haferflocken-Müsli, Porridge (mit Wasser, wenig Salz und einem Klecks Butter gekocht).

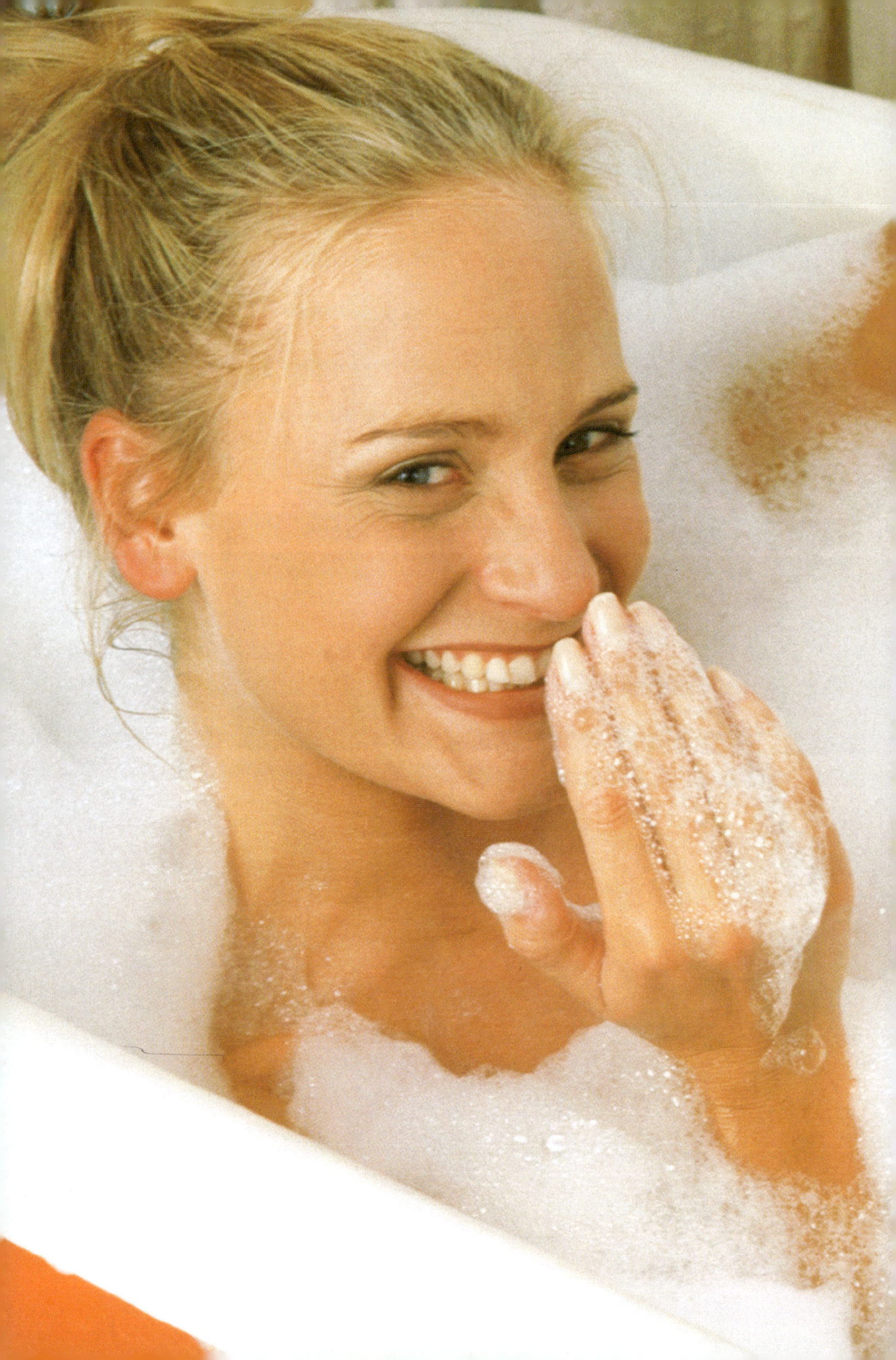

Die Wohlfühl-Anwendungen

Zum Fasten gehört mehr als Nicht-Essen, sonst wäre es bloß Hungern. Unterstützen Sie die Entschlackung und Entgiftung durch die im Folgenden vorgestellten, wohltuenden Begleitmaßnahmen.

Unterstützung der Lebertätigkeit

Die Leber als größtes Entgiftungsorgan wird besonders gefordert. Kommen Sie ihr entgegen! Das bekommt auch sehr Ihrem Wohlbefinden. Am besten wird die Leber-Tätigkeit durch einen Leibwickel unterstützt (Beschreibung auf Seite 145). Als kürzere Alternative zum Leibwickel zum Zweck der vegetativen Umstimmung haben wir auf Seite 108 die Leibauflage angeführt. Der lange liegende Leibwickel wirkt hauptsächlich leberunterstützend, die kurz liegenden Leibwickel wirken beruhigend.

Wohltuendes für die Haut

Fasten klärt die Haut von innen her. Sie können aber auch von außen dieses wichtige Entgiftungs- und Schutzorgan anregen und gleichzeitig Ihrer Seele Gutes tun.

Dreiviertelbad

Das Dreiviertelbad unterstützt die Entgiftung über die Haut, aber auch die entspannende und vegetativ ausgleichende Wirkung ist während des Fastens sehr willkommen. Ein Vollbad ist nicht geeignet, weil es den Kreislauf stark belastet.

Für ein Dreiviertelbad füllen Sie die Badewanne, bis der Wasserspiegel im Liegen in der Mitte zwischen Halsansatz und Nabel steht. Die Temperatur beträgt 36–38 °C (keinesfalls höher!), die Badedauer ca. 15 bis maximal 20 min. Verschiedene Badezusätze unterstützen die Wirkung:

- Rosmarin (anregend – deshalb nicht abends verwenden!)
- Fichten-, Latschenkiefer-Nadeln (durchblutungssteigernd)
- Molke, Haferstroh (hautpflegend, besonders bei Ekzemen geeignet)
- Hopfen, Melisse, Baldrian (beruhigend)

Sie können ein Fertigprodukt kaufen oder auch 1–2 EL des getrockneten und klein geschnittenen Heilkrauts mit kochendem Wasser übergießen, 5–10 min ziehen lassen und zum Badewasser geben.

Trockenbürstenmassage

Das Trockenbürsten regt die Hautdurchblutung und den Kreislauf an. Letzteres ist vor allem zu Beginn des Fastens sehr willkommen, wenn der Kreislauf ab und zu noch instabil ist. Über die gesteigerte Hautdurchblutung wird zudem die Entgiftung unterstützt. Sie benötigen eine Bürste mit nicht zu harten Borsten. Vorteilhaft sind eine Schlaufe und ein Stiel, sodass Sie alle Körperpartien bequem erreichen. Wie Sie im Einzelnen vorgehen, ist auf Seite 127 beschrieben.

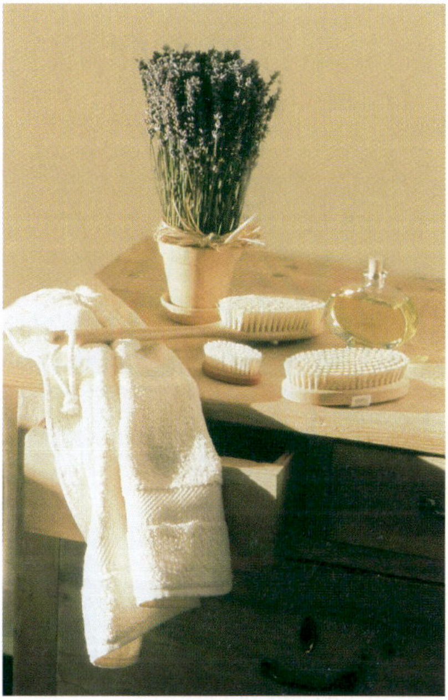

Aromaöle, Wasseranwendungen und Bürstenmassagen heben die Laune.

Sauna

Ein weiteres Entgiftungsverfahren, das Angenehmes mit Nützlichem verbindet, ist die Sauna. Auch sie regt die Entgiftung über die Haut an. Beachten Sie einige Regeln:

- Nehmen Sie sich immer Zeit für die Sauna. Während einer Fastenkur ist diese Regel noch wichtiger als während des normalen Alltags!
- Wenn Sie zu niedrigem Blutdruck neigen, reagiert der Kreislauf während des Fastens meist labiler als sonst. Setzen Sie sich nicht abrupt auf!
- Fangen Sie gemäßigt an – z. B. anfangs mit 2 × 8 min, später dann bis 2 × 15 min. Auf der untersten Stufe ist die Kreislaufbelastung am niedrigsten (Temperaturunterschied Decke – Boden bis 40 °C).
- Trinken Sie niemals zwischen den Gängen, Sie beeinträchtigen sonst die Entgiftungswirkung. Trinken Sie erst im Anschluss an die zweite Ruhephase, und zwar reichlich Mineral-/Heilwässer.

- Achten Sie immer auf eine gute Wiedererwärmung, auf warme Hände und Füße!
- Während des Fastens nicht häufiger als zweimal pro Woche saunieren und nicht an Tagen, an denen Sie ein ausgedehntes Bewegungspensum absolviert haben (der Reiz ist sonst zu hoch).

Auch wenn Sie Krampfadern haben, können Sie saunieren. Wickeln Sie sich aber kühl-feuchte Tücher um das Bein oder legen Sie sie auf die Krampfadern, sodass sich das betroffene Hautgebiet nicht so stark aufwärmt. Bei Neigung zu erhöhtem Blutdruck verzichten Sie auf ein Tauchbad und brausen Sie sich lediglich kühl ab. Bei stärkerer Blutdrucklabilität können Sie auf den kalten Wasserreiz verzichten. Der Reiz der kühlen Luft reicht aus.

Schwung für den Kreislauf

Im Fasten schaltet der Körper auf größte Ökonomie und leistet sich keinen hohen Blutdruck. Bei einigen Fastenden kann er deshalb etwas zu niedrig oder instabil sein, zumindest phasenweise. Gehen Sie die Dinge gemütlich an und vermeiden Sie abrupte Lageänderungen. Mit kreislaufstützenden Anwendungen können Sie zudem die Durchblutung und damit die Entgiftung ankurbeln.

Wechseldusche

Fangen Sie bei Wechselanwendungen immer mit dem warmen Part an. Duschen Sie so lange bei verträglicher Temperatur, bis Sie angenehm durchwärmt sind, denn kaltes Wasser darf niemals auf kalte Haut! Anschließend brausen Sie zunächst die Beine, dann die Arme, schließlich den Rumpf kalt ab. Zunächst kann das kalte Wasser noch temperiert sein, aber allmählich bekommt Ihr Kreislauf Übung, und Sie vertragen es immer kälter.

Kalt abbrausen, aber wie?

- Nie kaltes Wasser auf kalte Haut!
- Das Wasser muss abfließen können, sonst stehen Sie im kalten Wasser und kühlen zu schnell aus. Verwenden Sie am besten einen Rost.
- Beginnen Sie immer herzfern und an der Außenseite, also
  - rechter Fuß außen – hoch zum Knie bis in die Leiste, innen wieder hinunter
  - dann linker Fuß/linkes Bein ebenso
  - rechter Arm erst außen, dann innen bis zur Schulter
  - linker Arm innen – außen,
  - schließlich Brust, Bauch und Rücken
- Das kalte Abbrausen dauert nur einige Sekunden. Danach können Sie warm und kalt noch einmal wiederholen
- Anschließend abfrottieren und bewegen oder ab ins Bett!

Was noch gut funktioniert: Gehen Sie ohne sich abzutrocknen gleich – nass – ins Bett. Das Wasser verdunstet unter der Decke, die Durchblutung wird angeregt, und gleichzeitig tritt eine wunderbare Entspannung ein.

Wechsel-Armbad

In den ersten Fastentagen sinkt oft der Blutdruck etwas ab. Probieren Sie hier die »Tasse Kaffee« der Kneipp-Therapie: das Wechsel-Armbad.

- Sie benötigen zwei Waschbecken oder zwei Waschzuber, große Eimer oder Ähnliches, einen Kurzzeitwecker und ein Badethermometer.
- Ein Waschbecken wird mit 36–38° C warmem (oder auch wärmerem) Wasser gefüllt, das andere mit kaltem Wasser.
- Tauchen Sie nun beide Arme bis über die Ellbogen für 5 Minuten ins warme Wasser ein. Wenn sich das Wasser zu sehr abkühlt, lassen Sie warmes Wasser nachlaufen.
- Danach für 10 sec ins kalte Wasser.
- Wiederholen Sie den Vorgang zweimal.
- Danach das Wasser nur abstreifen, warme Kleidung überziehen und bewegen!

Wassertreten

Wassertreten ist die Kneipp-Maßnahme schlechthin. Beachten Sie auch hier, dass Sie nur mit warmen Händen und Füßen beginnen. Evtl. können Sie vorher ein warmes oder temperaturansteigendes Fußbad nehmen.

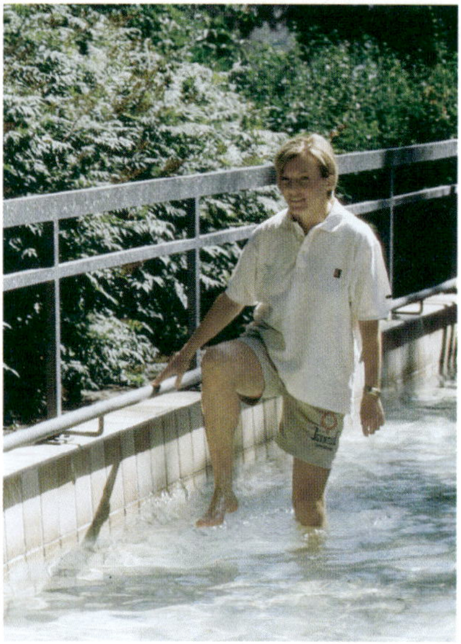

Wassertreten macht in jedem Alter richtig Spaß.

- Zu Hause ist für das Wassertreten ein großer Waschzuber oder die Badewanne geeignet.
- Das Wasser soll bis knapp unter das Knie reichen und 8–18° C kalt sein.
- Sie können im Sitzen oder Stehen Wassertreten.
- Stellen Sie sich mit beiden Beinen ins Wasser, und heben Sie dann immer abwechselnd ein Bein ganz aus dem Wasser.
- Wiederholen Sie diesen Wechsel so lange, bis Ihnen das Ganze zu kalt wird.
- Danach das Wasser nur abstreifen, warm anziehen und bewegen oder ins Bett gehen.

Für einen erholsamen Schlaf

Während des Fastens ist Zur-Ruhe-Kommen wichtig. Deshalb soll hier als speziell schlaffördernde Maßnahme das warme Fußbad vorgestellt werden.

Warmes Fußbad

Sie benötigen eine Fußbadewanne, einen Waschzuber, Farbeimer oder Ähnliches. Stellen Sie das Gefäß in die Dusch- oder Badewanne und füllen

Sie es mit ca. 36–38° C warmem Wasser (evtl. auch heißer). Der Wasserspiegel reicht bis unter das Knie, bei Venenleiden allerdings nur bis zum Knöchel. Baden Sie nun Ihre Füße für ca. 15 min; achten Sie auf angenehme Umgebungstemperatur und warme Kleidung! Empfehlenswert ist ein kurzer kalter Abguss für einige Sekunden (anfangs 18 °C, später hinunter bis 12 °C). Lassen Sie den kalten Guss weg, wenn sich die Füße nicht rasch wieder erwärmen! Auch der auf Seite 145 beschriebene Leibwickel fördert das entspannte Einschlafen.

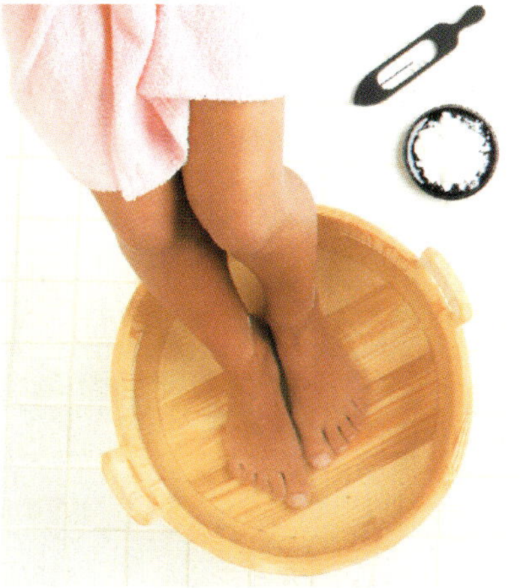

Es lohnt sich, das Fußbad nach dem Fasten in den Alltag zu übernehmen.

Lassen Sie die Seele baumeln

Nicht nur vor der Mahlzeit, sondern auch im gesamten Tagesverlauf profitieren Sie sehr von zusätzlichen Entspannungsmaßnahmen. Sie entlasten Ihren Körper damit, sodass er sich gründlicher der Entgiftung widmen kann. Und Sie gewinnen weitere Erfahrungen hinzu, die Sie im Alltag bestens gebrauchen können!

Geeignete Entspannungsmethoden sind die Progressive Muskelentspannung nach Jacobson und das Autogene Training. Mit diesen Verfahren lernen Sie, mit belastenden Situationen besser fertig zu werden. Das ist wichtig, weil sich körperlicher wie auch psychischer Stress in körperlichen Symptomen äußert, beispielsweise in schnellerem Herzschlag, Schweißausbruch, gesteigertem Blutdruck usw. Diese Erregung des Sympathikus bringt das körperliche Gleichgewicht durcheinander. Durch Entspannungsverfahren lernen Sie, diese Erregung zu erkennen und auf eine dem Körper zuträgliche Art damit umzugehen. Eine Verminderung der Stressreaktion kommt immer auch der Durchblutung der Verdauungsorgane zugute!

> **TIPP** Sowohl das Autogene Training als auch die Progressive Muskelentspannung nach Jacobson sind am besten unter Anleitung zu erlernen. Während einer ärztlich geleiteten ambulanten oder stationären Kur wird Sie der Arzt an erfahrene Therapeuten verweisen. Wenn Sie allein zu Hause kuren, können Sie sich z. B. an die örtlichen Volkshochschulen wenden.

Autogenes Training

Grob gesprochen lernen Sie hier Entspannung, indem Sie sich gezielt bestimmte Szenen vorstellen (Beispiel: Sie sind ein Vogel, der majestätische Kreise am Himmel zieht). Sie beobachten körperliche Auswirkungen der Entspannung an sich: Arme und Beine werden warm und schwer. Das Schweregefühl ist eine Folge der Muskel-Entspannung, das Wärmegefühl beruht auf einer verbesserten Durchblutung. Durch Selbstsuggestion lernen Sie, dieses Wärme- und Schweregefühl bewusst herbeizuführen. Die seelische Entspannung tritt dann parallel dazu ein. Die Methode ist äußerst wirkungsvoll, wenn sie gründlich erlernt wurde, und erfreut sich größter Beliebtheit.

Progressive Muskelentspannung nach Jacobson

Manchen Menschen liegt es weniger, sich bildhafte Szenen vorzustellen. Für sie ist die Progressive (= fortschreitende) Muskelentspannung nach Jacobson besser geeignet. Bei dieser Methode beobachten Sie ganz direkt die Muskelspannung. Wer gereizt, verärgert, angespannt ist, der spannt (meistens: verspannt) seine Muskulatur. Ganz offensichtlich ist das im Gesicht: Die Lippen werden fest aufeinander gepresst, die Augenbrauen zusammengezogen usw. Man zieht den Kopf ein (Verspannung der Schultermuskulatur) oder reckt den Hals, man ballt die Hand zur Faust, kurz, Stress wirkt sich immer auch auf die Muskulatur aus. Diese Verspannung läuft unwillkürlich ab, wir bemerken sie meist erst dann, wenn die Muskeln zu schmerzen beginnen, sich Haltungsschäden einstellen oder tiefe Mimikfalten – und damit sind nicht die Lachfältchen gemeint – das Gesicht durchziehen.

Jacobson entwickelte eine Methode, bei der der Übende ein ganz bewusstes Gefühl für die Muskelspannung erhält. Genauso, wie auf die psychische Anspannung eine muskuläre Verspannung folgt, lässt sich über eine bewusste Muskel-Entspannung die Psyche harmonisieren.

Um die Muskeln bewusst entspannen zu können, müssen wir zunächst ein Gefühl für die Anspannung gewinnen. Probieren Sie es aus:

- Machen Sie es sich auf einer Couch oder im Sessel gemütlich. Schließen Sie die Augen, um sich besser auf Ihre Muskeln konzentrieren zu können.
- Spannen Sie nun Ihre rechte Faust so fest an, wie Sie können, und halten Sie diese Spannung für einige Augenblicke.
- Nun entspannen Sie die Hand völlig, lassen Sie sie ganz fallen: Sie ist nun völlig entspannt. Oder versuchen Sie es mit der Gesichtsmuskulatur: Sie werden erstaunt sein, wie verspannt sie im Augenblick des Lesens war!

Das Prinzip der Progressiven Muskelentspannung beruht darauf, nun alle großen Muskelgruppen des Körpers bewusst anzuspannen und dann zu lockern. Das Ergebnis ist eine tiefe Entspannung des ganzen Körpers.

Versuchen können Sie die Methode z. B. vor dem Einschlafen, indem Sie einige Muskelgruppen zu erfühlen suchen, diese anspannen und sie dann ganz bewusst wieder entspannen. Auch hier haben Sie wieder am meisten von der Methode, wenn Sie sie systematisch erlernen. Dann können Sie in anspannenden Situationen völlig »unsichtbar« darauf zurückgreifen.

Ergänzende Mineralstoff- und Basenpräparate

Der gesunde Organismus kann auch längere Fastenperioden unbeeinträchtigt überstehen. Drei Minuten kann der Körper auf Sauerstoff verzichten, drei Tage auf Flüssigkeit, 30 Tage auf feste Nahrung! Ein völlig gesunder Organismus ist heute allerdings kaum noch zu finden. Hilfsmittel sind daher heute gerade recht. Hierzu gehören Mineralstoffe, deren zusätzliche Einnahme beim Fasten bei den meisten »Zivilisationsmenschen« unserer Tage ein Muss ist, denn die Mineralstoff-Vorräte sind teilweise sehr dürftig.

Die häufig grenzwertige Versorgung mit Mineralstoffen und Spurenelementen liegt an einer oft einseitigen Ernährung und an der künstlichen Düngung der meisten Böden. Weil die meisten Obst- und Gemüsesorten nicht mehr natürlich wachsen, ist die Mineralstoffversorgung oft nur noch gerade eben ausreichend oder sogar schon mangelhaft. Durch Fasten soll dieser Zustand nicht weiter verschlechtert werden. Deshalb ist eine zusätzliche Versorgung mit Magnesium und Kalium heutzutage unabdingbar (Kalzium ist in der Milch enthalten).

Das Fasten erleichtern Sie sich zusätzlich mit der Einnahme eines Basenpräparates, um im Fasten anfallende Säuren zu neutralisieren. Sie fühlen sich besser, wenn diese Säuren abgepuffert werden. Daneben sorgen Basen für ein gutes »Polster«, denn mit ihrer Hilfe erhöht das Gewebe seine Pufferkapazität (Alkali-Reserve).

Die in der Apotheke erhältlichen Basenpräparate führen Ihnen zusätzlich Mineralstoffe zu. An den Kliniken des Autors bewährt sich z. B. das Basenpulver nach Dr. Bachmann. Weitere Präparate sind z. B. Bullrich's Vital, Basica (das zusätzlich Spurenelemente enthält, die z. T. kritisch bewertet werden müssen), Rebasit und Neukönigsförder Mineraltabletten. Hervorragend bewährt ist das Basenpulver nach Sander, das Ihnen der Apotheker herstellen kann. Die genauen Dosierungen der erwähnten Präparate entnehmen Sie bitte der Tabelle 4.

Tab. 4: Dosierung von Kalium, Magnesium und Basenpulver während des Milch-Semmel-Fastens

Präparat	Morgens	Mittags	Abends
Magnesiumorotat z. B. Magnerot CLASSIC 500 mg	1–2 Tbl.	1–2 Tbl.	1–2 Tbl.
Höhere Dosierungen nur über eine Woche!			
Basenpulver, z. B. Basenpulver nach Dr. Bachmann	1/2 TL 30 min. nach Bitterwasser	1/2 TL	1/2 TL
Kalium-Brausetabletten 25 mmol, z. B. Kalitrans	1 Brausetbl. nach dem Essen	1 Brausetbl. nach dem Essen	

Basenpulver nach Sander:
Kaliumhydrogencarbonat
Natriummonohydrogenphosphat āā 10,0
Natriumhydrogencarbonat 80,0
Calciumcarbonat ad 200,0
1–2 TL auf 1/2 l Wasser trinken.

Die häufigen Darmentleerungen verschlechtern relativ häufig einen schlummernden Kalium- und Magnesium-Mangel. Zeichen für einen Kalium- oder Magnesium-Mangel sind depressive Verstimmungen, Muskelschwäche, Herzrhythmusstörungen, Verdauungsschwäche. Der Mangel macht sich in fortgeschrittenem Zustand durch ein Ziehen in den Oberschenkeln oder durch Wadenkrämpfe bemerkbar.

Die zusätzliche Einnahme entsprechender Präparate ist also unbedingt zu empfehlen, immer mit dem Hinweis darauf, dass bereits Medikamentenpflichtige bzw. Kranke diesbezüglich unbedingt ihren Arzt zu Rate ziehen müssen. Mineralstoffpräparate können überdosiert werden. Die angegebenen Dosierungen gelten nur während des Fastens und für Gesunde!

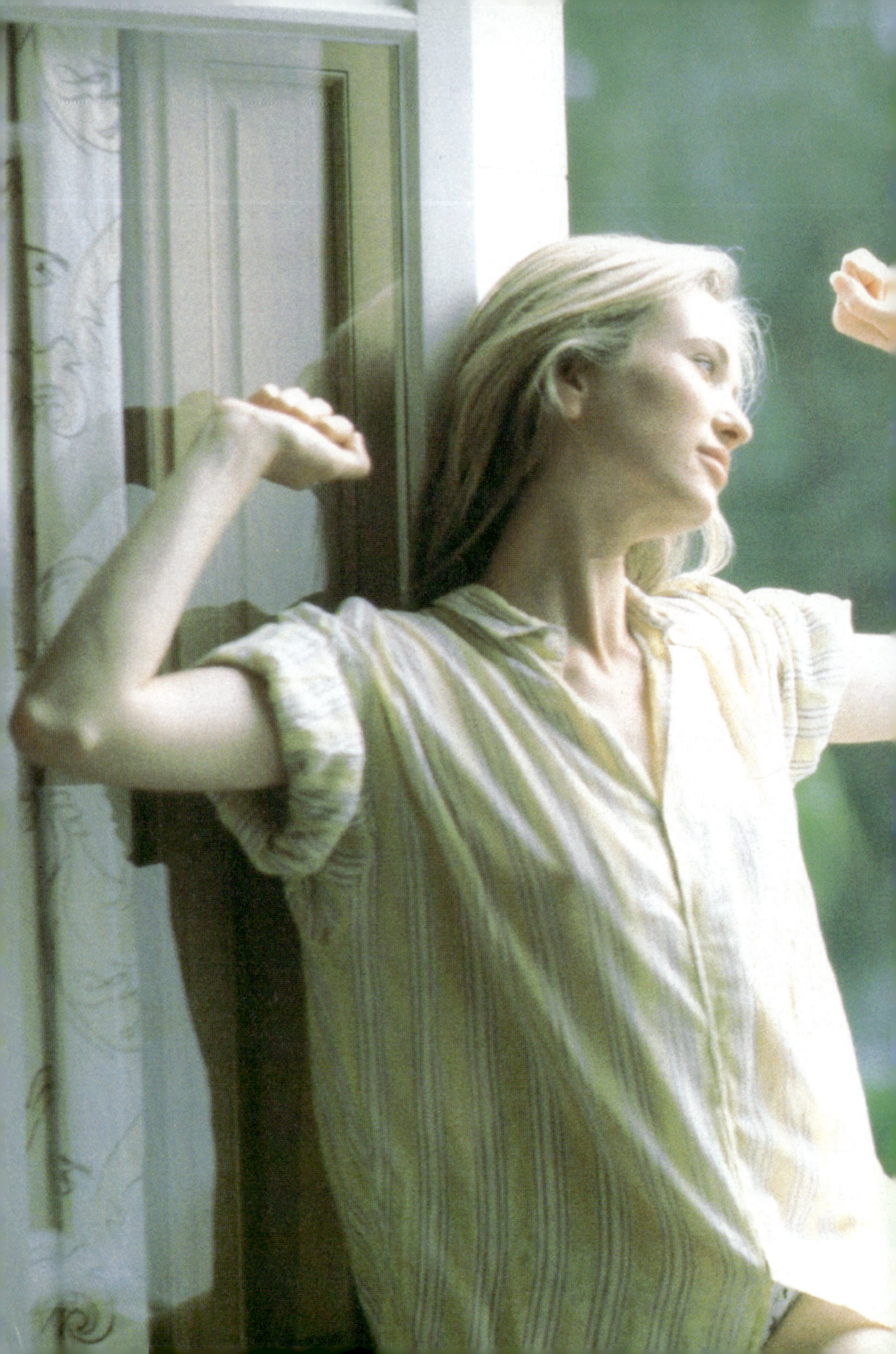

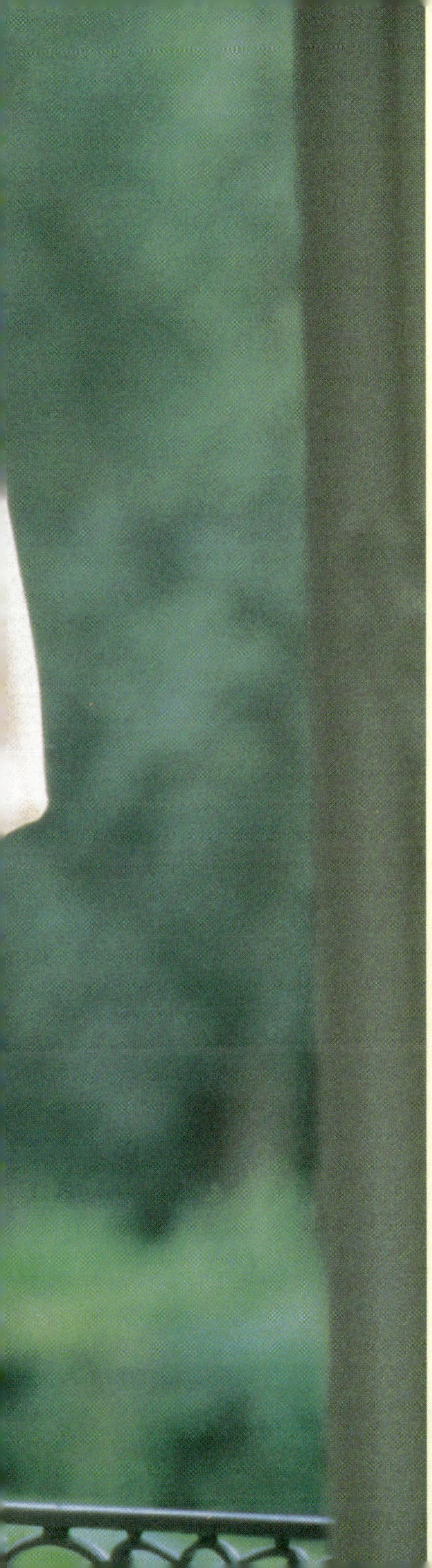

Ihr 7-Tage-Fasten-Programm

Zwar liegt die Stärke der Mayr-Therapie in der Variationsbreite. Für den Einstieg hier – als Vorschlag – jedoch ein konkreter »Fahrplan«, damit nichts schief geht.

Einfach nichts zu essen braucht doch nicht geplant zu werden? Nachdem Sie bis hier gelesen haben, wissen Sie, dass ein Fasten-Programm nützlich ist, um die verschiedenen unterstützenden und begleitenden Maßnahmen, die eine Fastenkur noch wirkungsvoller machen, gut zu koordinieren. Die einzelnen Bausteine der Fastenkur bleiben immer gleich, ob Sie zu Hause kurz kuren, eine längere ärztlich begleitete ambulante Kur durchführen oder sich einer Kurklinik anvertrauen:

- Vorkur
- Fastenperiode (Teefasten, Milch-Semmel-Fasten, milderes Fasten mit Aufbau- oder Vitalkost)
- Schonung
- Säuberung
- Schulung
- Begleitmaßnahmen einschließlich Substitution
- Nahrungsaufbau

Für die Fastenperiode können Sie aus verschiedenen Optionen wählen:

- zu Hause maximal 5 Tage
- Milch-Semmel-Fasten über die gesamte Dauer oder zunächst 1–2 Tage Teefasten
- Sie können auch mit den Aufbaukost-Stufen oder der Vitalkost fasten, womit Sie allerdings nicht so gute Erfolge erzielen wie mit Milch und Brötchen.
- Nach dem Milch-Semmel-Fasten Nahrungsaufbau in 5 Stufen: Für A1 und A2 jeweils einen Tag bei guter Verträglichkeit, sonst mehr Zeit lassen.
- Beenden Sie Ihren Urlaub erst ab Stufe V1.

Teefastentage bringen keine bessere Gewichtsabnahme; sie setzen einen stärkeren Reiz.

Auf den folgenden Seiten erhalten Sie einen Wegweiser für Ihr Fasten-Abenteuer, die bewährte 7-Tage-Kur mit Milch-Semmel-Fasten, die Ihnen einen ersten Eindruck verschafft, was eine vollständige Mayr-Kur bewirken kann.

Vorbereitungen

Nehmen Sie am besten Kontakt zu einem Mayr-Arzt in Ihrer Umgebung auf.

Im Idealfall nehmen Sie sich eine Woche Urlaub und beginnen am Freitag vor Urlaubsbeginn mit der Vorkur. Können Sie sich nicht frei nehmen, sollten Sie schon am Donnerstag beginnen, denn dann liegt der kritischste Tag (»Mini-Kurkrise«), der dritte Fastentag, am Sonntag und nicht am ohnehin blauen Montag.

Als weitere Vorbereitungen besorgen Sie sich Brötchen (mindestens 2 Tage vor Kurbeginn) und lassen Sie trocknen (s. S. 96).

Vorkur (ein Tag)

Zum Einstieg in Ihr Fasten-Vorhaben trinken Sie morgens nach dem Aufstehen das erste Mal Ihr Bitterwasser, das Sie am Abend vorher vorbereitet haben.

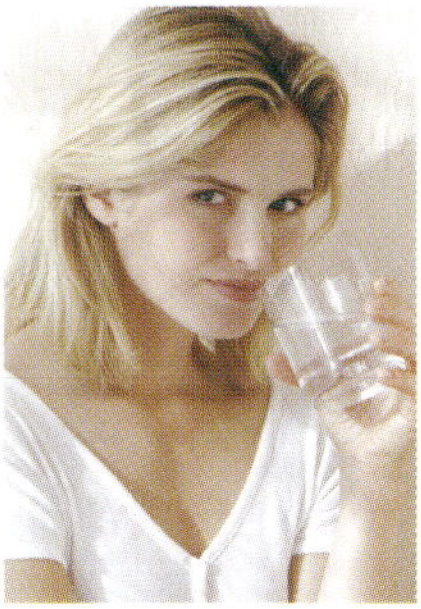

Bittersalz-Trunk – so wird's gemacht

- 1 gestrichenen TL Bittersalz abends in einem Wasserglas mit ca. 50 ml Wasser übergießen
- morgens mit warmem Wasser bis auf 250 ml auffüllen
- möglichst auf einmal trinken
- danach 45 min mit einer Mahlzeit warten
- Bewegung nach dem Bittersalz-Trunk fördert die Wirkung
- anfangs mehrere Entleerungen, oft plötzlich nach ca. 1–3 Stunden, später meistens nur noch einmal am Tag
- wenn trotz des Bittersalz-Trunks keine Entleerung stattfand, haben oft giftige Stoffe zu einem Darmkrampf geführt; in diesem Fall machen Sie einen Einlauf (s. u.)
- Dosieren Sie Bittersalz-Lösungen nie höher!

Heute folgen Sie den Regeln für die Vorkur:

- angesagt ist leichte Kost (nichts schwer Verträgliches, Fettes, Gebratenes)
- Sie trinken heute schon deutlich mehr als sonst (mindestens 1 Flasche Heilwasser oder 1 Kanne Tee mehr)
- ab heute keinen Kaffee, starken Schwarztee, Alkohol
- Abends: Heute ist Schmalhans Küchenmeister! Sie essen knauserig, z. B. 3 Knäckebrote mit Magerquark oder magerem Käse

Die Vorkur verhindert, dass die Entgiftung zu abrupt einsetzt.

Für die Vorkur muss Urlaub noch nicht sein, sodass Sie auch bis zu drei Tage lang vorkuren können. Planen Sie aber lieber eine kürzere Vorkur, die Sie durchhalten, als eine zu lange, bei der Sie gleich die Flinte ins Korn werfen!

Tipp für heute: Viele langen in »Vorfreude« auf das Fasten noch einmal tüchtig zu, im Vertrauen darauf, dass der angefutterte Speck während des Fastens einschmelzen wird. Umso länger dauert es aber, bis Schlacken freigegeben werden! Die ersten Fastentage gehen dann völlig dafür verloren, diese überflüssigen Pfunde loszuwerden. Ihr Körper sollte dagegen gleich von Anfang an darangehen können, zu entgiften!

Heute checken Sie außerdem, ob Sie alles für die Kur beisammen haben.

Checkliste

Was Sie für die Kur benötigen

- Kräutertee (s. S. 91); fertig erhältlich (Bezugsadresse s. Anhang) oder durch den Apotheker zusammengestellt
- Heil- oder Mineralwässer. Aus Tabelle 1 (s. S. 90) errechnen Sie sich Ihren Bedarf. Wenn Sie saunieren

oder sich sportlich betätigen, veranschlagen Sie noch einen Liter mehr.

- Bereiten Sie einen Trinkfahrplan als Gedächtnisstütze vor.
- Salz für die Salzlösungen (50g Bittersalz oder 100g F. X.-Passage-Salz)
- Einlaufbehälter
- Alles, was die Fastentage gemütlich macht: Lektüre (z.B. zu den Themen Positives Denken – Autogenes Training), Musikkassetten, warme Kleidung, Decken, Blumenstrauß ...
- Wärmflasche, Wickeltücher, Körperbürste
- Milch und Brötchen (s. S. 96 ff)
- (Honig), eine Zitrone oder Orange für den abendlichen Tee
- Basenpulver (Bezugsadresse im Anhang)
- Kalium-, Magnesiumpräparate (s. S. 135 f.)
- Zutaten für die Basenbrühe (s. S. 142).

1. Tag

Direkt nach dem Aufwachen trinken Sie Ihr Bitterwasser. Machen Sie sich damit vertraut, wann Sie heute und in den folgenden Tagen Basen- und Mineralpräparate einnehmen (s. Tab. 3, S. 135).

Frühstück

Frühestens 45 Minuten nach dem bitteren Trunk können Sie das erste Mal Ihre Mayr-Semmel mit 250 ml Milch testen. Am besten legen Sie sich zur Einstimmung vorher noch einmal kurz hin. Beim Essen denken Sie bitte ununterbrochen an die Mayr-Regeln (s. S. 22 f.)!

Vormittags

Trinken Sie Basenpulver, nach Packungsvorschrift in Wasser aufgelöst (gegen 10 Uhr). Um 11 Uhr genießen Sie die Basenbrühe.

Basenbrühe: Zutaten

- 1 große Kartoffel
- 1 Möhre
- nach Belieben 50 g Sellerie, 1 Zucchini oder 50 g Petersilienwurzel
- Petersilie oder Liebstöckel sparsamst zum Würzen
- 1 Spritzer Sahne

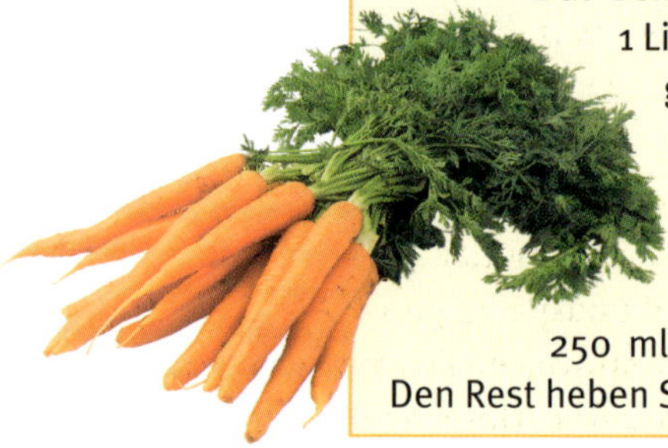

Das Gemüse wird sehr klein geschnitten und mit 1 Liter Wasser weichgekocht, es soll auslaugen. Das Gemüse behalten Sie im Sieb zurück, Sie essen nur die Brühe, die Sie sehr sparsam mit Steinsalz oder Hefeflocken und nur wenig großzügiger mit Kräutern würzen. Pro Mahlzeit 250 ml, verfeinert mit einigen Tropfen Sahne. Den Rest heben Sie sich für die nächsten Tage auf.

Mittagessen

4 Stunden nach dem Frühstück kommt das Mittagessen dran, das genauso wie das Frühstück abläuft. Bitte eine halbe bis Viertelstunde vorher nichts mehr trinken, und auch eine Stunde hinterher nicht.

Nachmittags

Wenn Sie Kreislaufprobleme bekommen, versuchen Sie einen Armguss oder Trockenbürsten (s. S. 127).

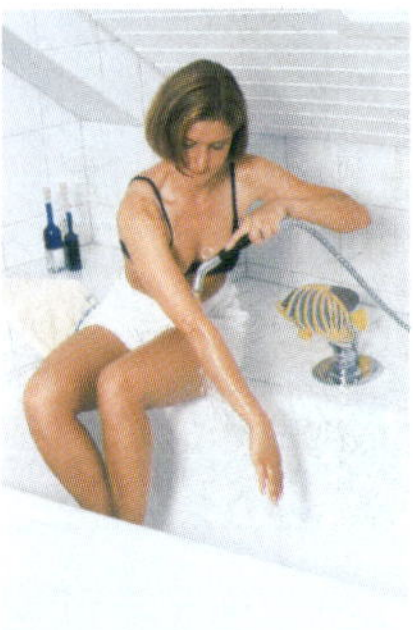

- **Armguss** Krempeln Sie die Ärmel möglichst weit hoch oder entledigen Sie sich ganz Ihrer Oberbekleidung. Lassen Sie nun kaltes Wasser am Arm herablaufen (immer am rechten Arm beginnen!). Einige Sekunden bis Minuten lang. Hinterher nur abstreifen, warme Kleidung darüber ziehen und gut bewegen oder hinlegen!

Nachmittags nehmen Sie außerdem Ihre Kalium- und Magnesiumpräparate ein. Mit ½–1 Stunde Abstand außerdem das Basenpulver.

Abends

Zum Abendessen gönnen Sie sich in freundlicher Atmosphäre noch einen Kräutertee, evtl. mit einem Teelöffel Honig und einem Zitronenschnitz. Hinterher Basenpulver.

Gehen Sie heute früh zu Bett! Ein Fußbad mit Melissenzusatz wirkt wohltuend, ein Wannenbad wird heute schlecht vertragen. Bitte nicht heißer als 39° C und nicht länger als 10–15 Minuten, denn der Kreislauf ist etwas schlapp.

Tipp für heute: Der Kreislauf kann instabil sein. Immer langsam aufstehen! Vermeiden Sie alles, was den Blutdruck weiter senkt: Sonnenbaden, heiße Dusche, heißes Bad, Sauna. Hungergefühle können heute noch auftreten. Trinken Sie viel; auch ein Einlauf (s.S. 83f.) vertreibt das Hungergefühl. Gehen Sie verlockenden Situationen aus dem Weg, lenken Sie sich durch einen Abendspaziergang, ein Telefonat oder Buch ab! Heute finden zahlreiche Darmentleerungen statt, planen Sie deshalb keine Unternehmungen im weiteren Umkreis von zu Hause!

2. Tag

Er beginnt mit dem Bittersalz-Trunk. Um die Entgiftung und die Durchblutung anzuregen, lernen Sie heute das Trockenbürsten kennen.

Morgens

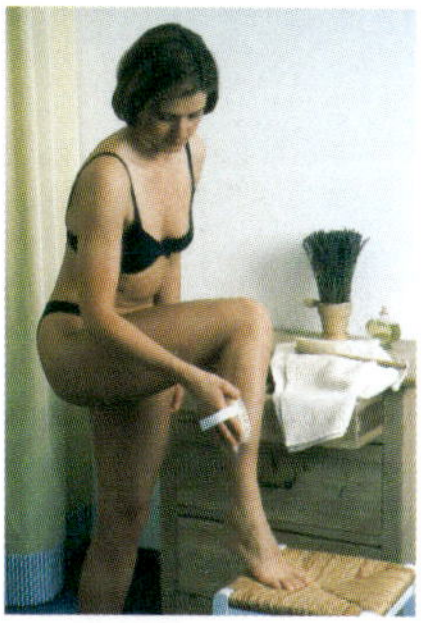

Trockenbürsten Sie kräftig die Haut. Beginnen Sie an der rechten Hand und bürsten Sie erst außen, dann innen aufwärts zur Schulter hoch. Danach folgen der linke Arm, das rechte Bein, das linke Bein, schließlich der Oberkörper: Sie beginnen immer herzfern und bürsten im Uhrzeigersinn. Nun kommen der Rücken und das Gesäß, anschließend sind dann Brust und Bauch dran. Bürsten Sie so lange, bis eine intensive Rötung eingetreten ist. Bei geöffnetem Fenster ist die Wirkung noch besser!

Frühstück

Wie gestern folgt das Frühstück, Semmel und Milch, frühestens eine drei viertel Stunde nach dem Bittersalz. 20–30 min. später nehmen Sie Basenpulver und -brühe.

Mittags

Mittags stehen auch heute Semmel und Milch auf dem Menüplan. Sie legen sich vor jeder Mahlzeit hin, am besten mit einem Leibwickel (s. folgende Seite) oder einer Wärmflasche.

Nachmittags

Betätigten Sie sich heute sportlich. Je nachdem, in welcher Form Sie sind, können Sie joggen, einem gewohnten Sport nachgehen oder flott spazierengehen. Kommen Sie dabei nicht aus der Puste und überfordern Sie sich nicht – Spitzenleistungen sind nicht möglich, mit Augenmaß betriebene Ausdaueranforderung dagegen gut.

Abends

Das **Abendprogramm** gleicht dem gestrigen. Über den Tag verteilt nehmen Sie dreimal Basenpulver und in zeitlichem Abstand die übrigen Mineralstoffpräparate.

Tipp für heute: Können Sie vor Hunger nicht einschlafen, dürfen Sie auch abends (17.00 Uhr) ein Brötchen nach Mayr-Regeln essen, aber ohne Milch. Gegen Hunger und ein mulmiges Gefühl hilft auch heute ein Einlauf.

3. Tag

Heute haben Sie schon etwas Übung. Wenn Sie am ersten Tag oder auch gestern noch etwas Hunger verspürt haben, so sind Sie heute völlig frei davon (vorausgesetzt, Sie machen alles richtig). Planen Sie sich für heute, wenn möglich, eine Sauna für den Nachmittag ein. Sind Sie aber etwas vorsichtiger als sonst, der Kreislauf kann labiler reagieren. Muten Sie sich keine zu starke Abkühlung zu. Für Kreislauf und Stoffwechsel sind ausreichende Trinkmengen äußerst wichtig. Sie sollten nie eine trockene Zunge oder einen trockenen Mund haben! Falls doch, erhöhen Sie Ihre Trinkmenge um mindestens einen Liter.

Bittersalz-Trunk, Frühstück und Mittagessen handhaben Sie wie inzwischen gewohnt, auch die Einnahme des Basenpräparates und der Mineralstoffe.

Wenn Sie nicht gerne in die Sauna gehen, können Sie stattdessen mit einem Leibwickel die Entgiftung unterstützen. Planen Sie sich zwei Stunden ein, denn er ist recht reizintensiv und soll nachhaltig wirken.

Leibwickel

Für den Leibwickel benötigen Sie:

- Viel Zeit (ca. 2 Stunden)
- 1 Leintuch (ca. 40 × 190 cm)
- 1 Baumwolltuch (ca. 50 × 190 cm)
- 1 Wolltuch/Wolldecke (zusammengefaltet auf ca. 45 × 190 cm)

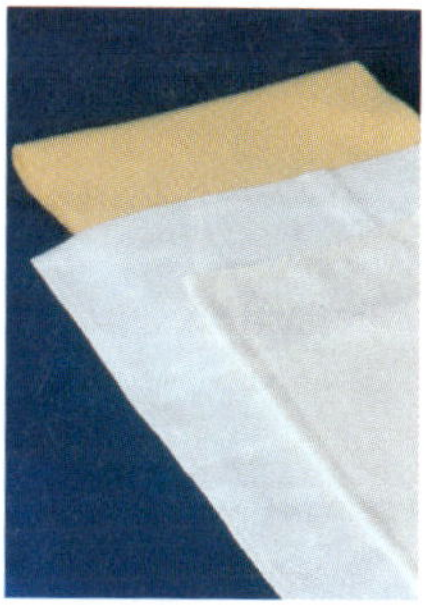

Der Leibwickel regt die Entgiftung über eine gesteigerte Haut- und vor allem Leberdurchblutung stark an. Legen Sie diesen Wickel allerdings nicht bei Harnwegsinfekten oder während der monatlichen Regelblutung an.

Tauchen Sie das Leintuch in warmes (ab dem 4. Tag auch kaltes) Wasser, drücken Sie es aus und wickeln Sie es nun um den Körper: Der obere Rand liegt in Höhe des Rippenbogens (untere Begrenzung des Brustkorbes), der untere Rand endet etwa eine Handbreit unterhalb der Leiste. Über das Leintuch wird das Baumwolltuch geschlagen; abschließend folgt das Wolltuch.

Wenn Sie sich mit einer Kneipp-Anwendung nicht wohl fühlen, verzichten Sie besser darauf.

Nicht erschrecken: Der Wickel fühlt sich zunächst trotz handwarmen Wassers kalt an! Nach spätestens 10 min ist der Körper angenehm durchwärmt. Wenn nicht, legen Sie eine Wärmflasche über den Leibwickel. Bleiben Sie nun ruhig liegen. Nach frühestens einer halben Stunde, meistens aber erst später, kommt es zum Schweißausbruch, wodurch etliche Gifte ausgeschwemmt werden.

Wichtig: Falls Sie trotz Wärmflasche weiter frieren, nehmen Sie den Wickel wieder ab.

Nehmen Sie sich für heute auch wieder etwas Bewegung vor, allerdings nicht, wenn Sie die Sauna aufsuchen.

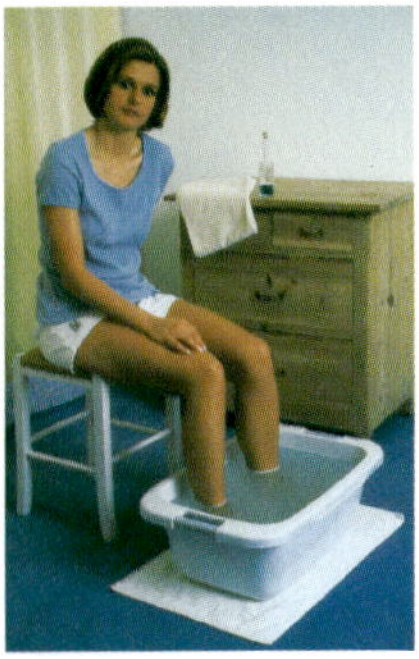

Tipp für heute: Als Einschlaf-Hilfe können Sie heute einmal das warme Fußbad ausprobieren, das auch immer dann geeignet ist, wenn Sie frösteln. Auf Seite 130 finden Sie das Vorgehen beschrieben.

Falls Sie **Leibkrämpfe** haben, können Sie Folgendes unternehmen:

- Machen Sie einen Einlauf (mit warmem Wasser oder warmem Kamillen-Tee).
- Trinken Sie krampflösenden Anis-, Fenchel- und Kümmeltee, Kamillen- oder Schafgarbentee.
- Machen Sie sich eine warme Leibauflage und gönnen Sie sich auch sonst Ruhe.
- Überprüfen Sie, ob Sie SEHR gut kauen und die Milch dazu essen (nicht trinken!)
- Gönnen Sie sich eine Leibmassage (s. S. 111 f.), die Sie selbstverständlich jeden Tag vornehmen sollen.

Tipps gegen die Entgiftungsfolgen

Unterdrücken Sie die mitunter unangenehmen Begleiterscheinungen des Entgiftens nicht! Wenn Sie an starkem Körpergeruch leiden, können Sie vormittags eine Wechseldusche oder ein Dreiviertelbad nehmen. Auch Trockenbürsten fördert die weitere Entgiftung. Gegen den Zungenbelag und den verstärkten Mundgeruch hilft das Lutschen eines Zitronenschnitzes (ungespritzte Zitronen verwenden!). Pfefferminzbonbons dagegen könnten Hunger auslösen.

4. Tag ◀

Das Gefühl aus dem Bauch heraus wird immer freier und leichter. Hunger haben Sie nun nicht mehr. Die Darmreinigung schreitet weiter fort, die Laune hebt sich und wird auf gehobenem Niveau stabiler. Sie sind nun schon geübter darin, wie Sie den Kreislauf ankurbeln, sich entspannen und das bisschen Brötchen kauen.

Vergessen Sie nicht die Mahlzeitenabstände, das Basenpulver, die Mineralstoffpräparate und Ihr Trinkpensum.

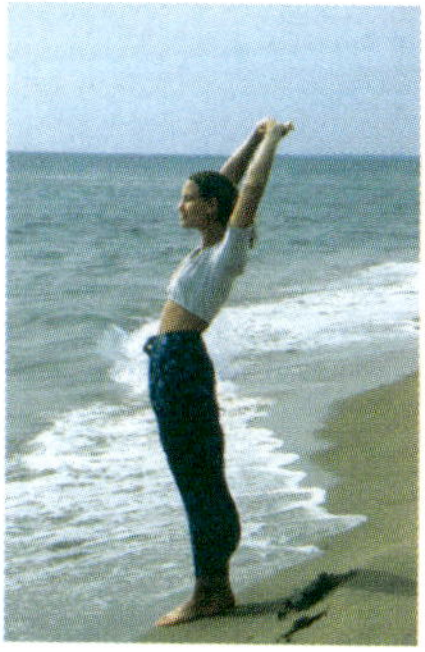

Sie spüren nun schon deutlicher die Entlastung des Bauchraumes und damit die freiere Atmung. Das sollten Sie nutzen, um sich gezielt mit Entspannungs- und Atemübungen zu befassen. Lesen Sie noch einmal die Seiten 40 ff. nach.

Tipp für heute: Da alles so wunderbar reibungslos klappt, schießen nun manche Ambitionen zu sehr ins Kraut. Übertreiben Sie es nicht mit der Bewegung, immerhin sind Sie immer noch auf Fasten und nicht auf Spitzenleistungen programmiert!

Falls Beschwerden auftreten (das gilt auch für andere Fastentage), deutet das auf eine Kurkrise hin. Gönnen Sie sich dann unbedingt mehr Ruhe, trinken Sie mehr und nehmen Sie eine Extra-Portion Basenpräparat ein.

5. Tag ◀

Heute wird es besonders spannend: Sie bereiten sich auf die Zeit danach vor. Jetzt bloß nicht schwach werden! Planen Sie Ihren Einkauf und suchen Sie sich aus dem Angebot für die Aufbautage das aus, was Sie essen wollen. Entsprechend kaufen Sie heute ein. Ansonsten planen Sie den Tag wie die vergangenen.

Sind die Entleerungen auf das Bittersalz hin zu heftig, können Sie die Dosis bereits etwas reduzieren.

Tipp für heute: Bei aller Vorfreude auf den Aufbau: Sie kauen doch noch gründlich? Legen sich vor den Mahlzeiten hin? Nehmen Ihre Mineralstoffpräparate? Gönnen Sie sich regelmäßig eine Bauchmassage?

6. Tag
(1. Aufbautag)

Fünf Tage Fasten haben Sie hinter sich gebracht, heute kommt fast etwas Schwereres dran: Der sanfte Übergang zum Mehr-Essen. Behalten Sie das eingeübte gute Kauen bei, nehmen Sie auch weiterhin noch Bittersalz und Basen-Präparat. Die übrigen Mineralstoffe können Sie allmählich aufbrauchen, gehen Sie mit der Dosierung also zurück. Ruhe vor den Mahlzeiten wird jetzt noch wichtiger, da der Darm wieder mehr gefordert wird.

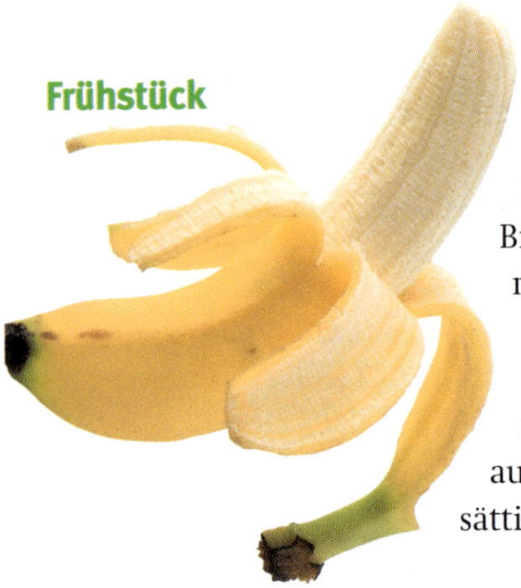

Frühstück

Heute gibt es Knäckebrot (bitte kein Vollkorn-Produkt) und ca. 50 g Magerquark oder 100 g Bioghurt. Streichen Sie den Quark mit etwas Mineralwasser oder Milch glatt und würzen Sie ihn sehr mild (je nach Geschmack mit Honig oder Kräutern – sparsam! und wenig Salz). Sie schmecken jeden Bissen bis zum Äußersten aus! Hören Sie sofort mit Essen auf, wenn Sie gesättigt sind. Alternative: eine reife Banane.

Vormittags

Die Basenbrühe gibt es ab heute nicht mehr.

Mittagessen

Statt Brühe heute Suppe: Sie bereiten sie zu wie die Brühe (siehe 1. Tag), essen aber heute das Gemüse mit. Wählen Sie Gemüse aus der Basenbrühe-Liste, allerdings in geringeren Mengen, denn Sie essen es diesmal mit.

Abends

Das erste Abendessen seit 5 Tagen! Wieder gibt es Knäckebrot und Magerquark oder Bioghurt. Wenn Sie es richtig gut kauen, merken Sie, wann es reicht. Anfangs werden Sie nach erstaunlich winzigen Portionen satt.

Tipp für heute: Achten Sie ganz strikt auf das Sättigungssignal, damit Ihnen der Aufbau nicht entgleitet und Sie nun das ernten können, was Sie sich mit dem Fasten verdient haben: das Ausgraben des natürlichen Ernährungsinstinktes.

7. Tag
(2. Aufbautag)

Frühstück

Wenn Sie gestern Knäckebrot und Quark gut vertragen haben, dürfen Sie heute das Knäcke mit mildem fettarmem Käse (z. B. Hüttenkäse, magerem Schnittkäse) belegen. Fallen Sie bloß nicht ins hastige Essen von vor der Kur zurück!

Mittagessen

Heute essen Sie gedämpftes Gemüse. Bleiben Sie immer noch bei den basischen Gemüsen, die Sie bisher verwendet haben. Geben Sie eine Spur Butter oder Sahne dazu.

Abends

Wie das Frühstück.

Tipp für heute: Was Sie da alles essen, ist immer noch sehr wenig. Machen Sie deshalb weiter mit den Fasten-Begleitanwendungen. Nehmen Sie sich für die Zukunft eine Erkenntnis der Mayr-Kur mit: Nach 15, spätestens 20 min. tritt der Sättigungsreflex ein. Wenn Sie bestens kauen und bedacht, genussvoll essen, werden Sie innerhalb dieser Zeit mit wenig satt, obwohl Sie es sich haben schmecken lassen!

Wie es nach der Fastenwoche weiter geht

7 Tage Kur sind nun vorbei, aber das Fasten-Vorhaben ist noch nicht zu Ende, der Aufbau ist noch nicht abgeschlossen. Heute, am 8. Tag, stellen Sie sich auf die Waage – was hat das Fasten vom Gewicht her gebracht? Wenn Sie den Aufbau weiter sorgfältig gestalten, werden Sie möglicherweise sogar noch weiter abnehmen. Sie belasten nun Ihre Verdauungsorgane schrittweise immer weiter. Für jede der folgenden Vitalkost-Stufen sollten Sie sich mindestens einen Tag Zeit lassen, besser aber mehr, denn auch unter den Vitalkost-Stufen entschlacken Sie noch weiter. Die Verdauungsvorgänge und die Wiederaufnahme der Enzymproduktion benötigten Zeit, damit Sie tatsächlich nach der Fastenperiode ein gut geschultes und gestärktes Verdauungssystem haben, das auch mit erhöhten Anforderungen gut fertig wird.

Stufe V1 (Vitalkost 1)

In V1 wird milde Rohkost eingeführt, die Betonung liegt auf Kohlenhydraten.

Brot: Knäckebrot, Kur-(Dinkelvollkorn-)semmel
Salat: Blattsalat, Feldsalat
Müsli: Hirse
Obst: Bananen, süße Äpfel (vormittags!), Avocado, Honigmelone
Gemüse (gedämpft): Karotten, Zucchini, Spargel
Milchprodukte: Bioghurt, Magerquark, Frischmilch, Buttermilch, Kefir
Sonstiges: Kartoffeln, geschälter Reis, Hirse
Suppen: Kartoffelsuppe, Wurzelbrühe, Basensuppe mit allen im Rezept genannten Gemüsen und Kräutern

Stufe V2 (Vitalkost 2)

Brot: Graubrot (2–3 Tage alt) ohne grobe Körner
Salat: Blattsalat, Lollo Rosso, Eissalat
Müsli: Haferflocken, geschroteter Buchweizen, Dinkel
Obst: Mango, Papaya, Ananas
Gemüse (gedämpft): Fenchel, Kohlrabi, Mangold, Spinat
Milchprodukte: fettarmer Käse
Sonstiges: Putenwurst, einmal wöchentlich Forelle blau, Mais

V2 bietet schon etwas »anspruchsvolleres« Gemüse und Eiweß.

Stufe V3 (Vitalkost 3)

Brot: Vollkornbrot (2–3 Tage alt)
Müsli: Sechskorn-Müsli (+ Zutaten)
Salat: Chinakohl, Tomaten
Obst: Beerenobst, saure Äpfel, Birne, Kiwi
Gemüse: (Paprika), Sellerie, Knoblauch, Rot- und Weißkohl
Sonstiges: mageres Rindfleisch, Huhn, Ei
Rohkost: Rote Rüben, Möhren, Kohlrabi, Gurken

V3 ist eine milde, aber sehr abwechslungsreiche Mischkost, die auf Gebratenes und schwer Verdauliches noch verzichtet, aber mehr Fett als V2 bietet.

Natürlich dürfen Sie die in den vorhergehenden Aufbau-Stufen genannten Lebensmittel auch in Ihrer jeweiligen Stufe verzehren, d. h. die Mango der Stufe V2 kann auch Ihren Speiseplan in der Vitalkost-Stufe 3 bereichern.

Die Kurerfolge langfristig stabilisieren

Wie geht es nach dem Aufbau weiter? Auf jeden Fall anders als vorher! Übernehmen Sie die Regeln nach Mayr und die Gewohnheit, viel zu trinken. Auf rohes Obst, rohes Gemüse und fette Speisen sollten Sie noch doppelt so lange verzichten, wie die Fastenkur gedauert hat, dann können Sie auch diese Dinge allmählich steigern (aber: Obst und Gemüse/Salate nicht nach 15–16 Uhr!).

Wenn Sie Gefallen am Fasten gefunden haben, können Sie jährlich eine Fastenperiode fest einplanen. Eine andere Möglichkeit besteht darin, regelmäßig eine Abendmahlzeit wegzulassen oder einmal wöchentlich einen Entlastungstag (s. S. 122) einzulegen. So wirken sich auch »Ernährungssünden« auf Dauer nicht so schädlich aus.

Achten Sie in Zukunft auf eine ausgewogene Ernährung, schonende Zubereitung, gute Qualität der Nahrungsmittel. Fleisch ist nicht tabu, jedoch nur Beilage und nicht Hauptbestandteil einer Mahlzeit. Empfehlenswert sind drei Fleischmahlzeiten pro Woche oder weniger.

Rekapitulieren Sie: Die Nahrungsauswahl ist zwar wichtig, ebenso bedeutsam ist jedoch die Rücksichtnahme auf Verdauungsvorgänge!

Gegen Fette ist nichts einzuwenden. Bevorzugen Sie Butter, Sahne und kaltgepresste Öle für kalte Gerichte (also z. B. als Brotaufstrich, zum Anmachen von Salat). Fürs Braten sind kaltgepresste Öle ungeeignet. Hier ist gegen gehärtetes Pflanzenfett nichts einzuwenden, denn es entstehen bei der erforderlichen Hitze weniger schädliche Stoffe. Wichtig ist ein ausreichendes Erhitzen deshalb, weil sich Bratgut bei der richtigen Hitze nicht mit Fett vollsaugt.

Schütten Sie das mineralienreiche Kochwasser nicht weg, sondern verwenden Sie es für Suppen oder Soßen (Ausnahme: Kartoffel-Kochwasser, da es evtl. das giftige Solanin enthält). Am besten ist allerdings ein Garvorgang, bei dem wenig Wasser notwendig ist, z. B. das Dämpfen oder Dünsten in wenig Fett.

Anhang

Wie Sie an eine Kur kommen

Eine optimale Entgiftung wird fast ausschließlich im Rahmen einer 3-wöchigen Grundkur erreicht. So eine Kur ist kein Luxus, sondern eine sinnvolle Vorsorge- bzw. Heilmaßnahme. Eine Zusammenstellung der Krankheiten, bei denen eine Entgiftung durch Fasten erfolgversprechend ist, finden Sie auf S. 76. Aber auch Gesunden (oder vielmehr Scheingesunden) verhilft sie zu einer stabileren Gesundheit und zur verbesserten Leistungsfähigkeit.

Gesundheitsbewusstsein wird von Seiten der Krankenkassen und Rentenversicherungsträger zwar noch viel zu wenig honoriert, auf dem Gebiet der Kuren wurde jedoch die Notwendigkeit zur finanziellen Unterstützung der Kurwilligen eingesehen. Bei der Kur unterscheidet man Vorsorge- und Rehabilitationskur: Eine Vorsorgekur ist dann geeignet, wenn eine Schwächung der Gesundheit vorliegt, die in absehbarer Zeit zur Krankheit führen wird. Durch die Kur soll diese Entwicklung verhindert werden. Eine Vorsorgekur kann »ambulant« am Kurort oder stationär durchgeführt werden. Eine Rehabilitationskur ist vorgesehen, wenn bereits eine Erkrankung eingetreten ist und wenn diese Krankheit durch übliche ambulante Maßnahmen nicht geheilt werden kann oder wenn die daraus folgenden Beschwerden ambulant nicht gebessert werden.

Wenn Sie sich für eine Kur interessieren, ist Ihr Hausarzt der erste Ansprechpartner. Sie können Informationen allerdings auch direkt bei Kurkliniken einholen, wo Sie eingehend beraten werden. Der Hausarzt entscheidet darüber, ob in Ihrem Fall die Voraussetzungen für eine Kur gegeben sind.

Über die Krankenkasse läuft das weitere Verfahren. Sie prüft die Zuständigkeit (Kasse oder Rentenversicherungsträger) und entscheidet darüber, ob die ambulante oder stationäre Kur notwendig ist. Grundlage der Beurteilung ist der ärztliche Befundbericht. Wünsche über den Kurort bzw. den Termin der Kur können in gewissem Rahmen berücksichtigt werden. Bei der ambulanten Kur übernimmt die Kasse die Kosten für die kurärztliche Behandlung, für die Heilmittel und für ärztlich verordnete Maßnahmen zur Unterstützung der medizinischen Anwendungen, zu denen z. B. Kurse für Autogenes Training oder Ernährungsberatung gehören. Die Selbstbeteiligung des Patienten beträgt 10% der Heilmittelkosten. Für Unterkunft, Verpflegung und Fahrtkosten erstattet die Krankenkasse einen Zuschuss von 15 DM pro Tag.

Bei stationären Kuren übernimmt die Krankenkasse die vollen Kosten für ärztliche Untersuchungen (soweit medizinisch notwendig), für die Anwendungen und für Unterkunft/Verpflegung bis auf eine Selbstbeteiligung von 10 DM pro Tag, die der Patient entrichtet.

Die Dauer der stationären Kur: drei Wochen mit möglicher Verlängerung um weitere zwei Wochen.

Eine Kur als Vorsorgemaßnahme kann alle drei Jahre gewährt werden, dabei wird der Unterkunftszuschuss gewährt. Aber auch eine jährliche Durchführung wird bewilligt, dann allerdings ohne Unterkunftszuschuss. Bei medizinischer Notwendigkeit kann eine Kur noch häufiger als einmal jährlich beantragt werden. In diesem Fall wird der medizinische Dienst zur Begutachtung hinzugezogen.
Eine Mayr-Kur ist nicht eine beliebige Fastenkur, sondern ein komplexes Behandlungskonzept, das aus den verschiedensten sich ergänzenden Maßnahmen besteht, die unbedingt durch fachlich geschulte Ärzte verordnet, koordiniert und durchgeführt werden müssen, um den Erfolg zu garantieren. Wichtig ist auch eine ständige Anwesenheit eines Mayr-Arztes (24-Stunden-Bereitschaft). Achten Sie daher unbedingt auf die entsprechende Qualifikation des Kurhauses, wenn Sie eine Mayr-Kur durchführen wollen.

Adressen, die weiterhelfen

Weitere Informationen zur F.X. Mayrkur erhalten Sie unter:

www.F-X-Mayrkur.de

Ärztegesellschaft für Erfahrungsheilkunde e.V.
Oswald-Hesse-Str. 50
70469 Stuttgart

Internationale Gesellschaft der Mayr-Ärzte
Iglerstrasse 51-53
A-6080 Igls

Tel: 0043-664-9228294
Fax: 0043-512-379225

E-Mail: office@fxmayr.com

Bürozeiten: Mo. - Fr. 9:00 - 12:00

Bücher zum Weiterlesen

Natürlich gesund mit Kneipp. Einfache Wasser-Anwendungen für jeden Tag. Bachmann, R.M.; TRIAS 1997

Natürlich gesund mit Säure-Basen-Gleichgewicht. Mit Ihrem persönlichen 7-Tage-Programm zur Entsäuerung. Bachmann, R.M.; TRIAS 1998

Vegetarische Ernährung: Gesund und bewußt essen. Alles was Ihr Körper braucht: ausgewogenes Essen ohne Fleisch. Praktische Tips auch für Einsteiger. Mit vielen köstlichen Rezepten aus der Vollwertküche. Leitzmann, C.; Hahn, A.; TRIAS 1998

Fitneß-Training für den Darm. Mehr Wohlbefinden durch gesunde Verdauung. 113 natürlich anregende Tips. Gaisberg, v., U.; Waldmann, W.; TRIAS 1998

Lust auf Sauna. Natürlich fit: Schwitzen Sie sich gesund und schön. Novotny, U.; TRIAS 1999

Autogenes Training für zwischendurch. Wie Sie Pausen und Wartezeiten für Entspannung und Stressabbau nutzen. So verbessern Sie Ihre Gesundheitsbilanz. Mit sofort anwendbaren Formeln für die 30 häufigsten Beschwerden. Derra, C.; TRIAS 1998

Übungsheft zum Autogenen Training. Konzentrative Selbstentspannung. Schultz, I.H.; TRIAS 1991

Entspannungs-CDs

Streßfrei durch Progressive Relaxation. Mehr Gelassenheit durch Tiefmuskelentspannung nach Jacobson. Ohm, D.; Garattoni, J.-P.; TRIAS 1998

Das Autogene Training – die CD. Das klassische AT in Originalform, gesprochen von dem Schulzt-Schüler Dr. med. Dr. phil. Klaus Thomas. Thomas, K.; TRIAS 1999

Blitzschnell entspannt. 12 verblüffend leichte Wege, wie Sie in Sekunden innere Ruhe finden und neue Kraft schöpfen. Sonntag, R.; TRIAS 1999

Stichwortverzeichnis

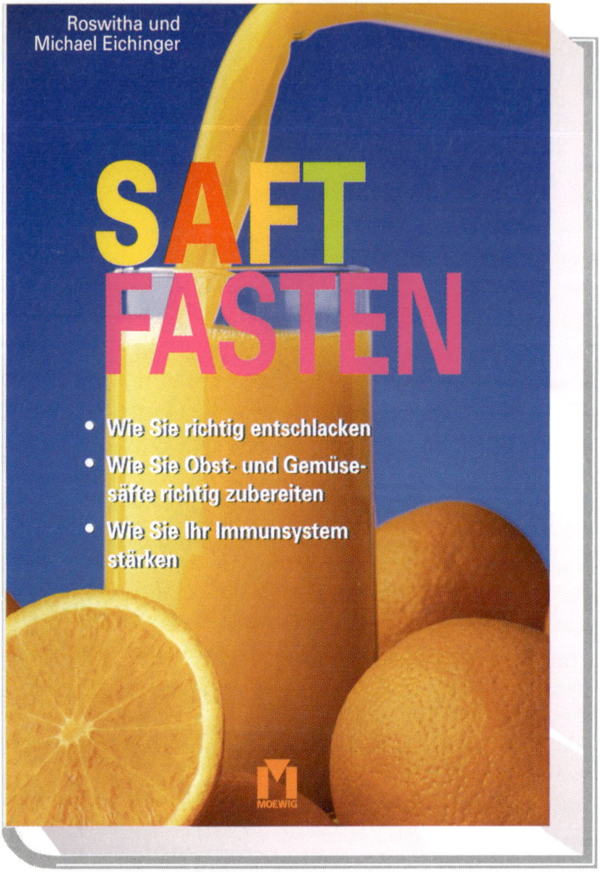

Roswitha und Michael Eichinger
Saftfasten

128 Seiten, Hardcover
ISBN 3-8118-2933-5

Saftfasten – ganz besondere Tage für mehr Gesundheit, Fitness und Wohlbefinden – gehört zu den beliebtesten Entschlackungs-Kuren. Mit Gemüsen, Obst und Kräutern kann jeder Säfte und Tees, Brühen und Extrakte herstellen, die das Fasten erleichtern und ungesunde Schlackenstoffe ausscheiden.